DE

L'ÉDUCATION PHYSIQUE

DES ENFANTS,

DEPUIS LA NAISSANCE JUSQU'AU SEVRAGE,

PAR

Le Dr CHAILLY (Honoré),

Ex-chef de clinique d'accouchements de la Faculté de Paris, membre de la Sociét
médicale de Paris et de celle d'émulation, professeur d'accouchements,
des maladies des femmes et des enfants.

PARIS,

Chez J.-B. Baillière, rue de l'École-de-Médecine, 17;

LONDRES, 219, REGENT-STREET;

ET CHEZ BÉCHET NEVEU, RUE DE SORBONNE, 14.

1844

PARIS. — IMPRIMERIE DE PAUL DUPONT,
Rue de Grenelle-Saint-Honore, 55.

DEUX MOTS DE PRÉFACE.

Si l'on réfléchit aux difficultés de tout genre que lés jeunes mères rencontrent dans la nourriture de leurs enfants, et combien souvent les jeunes médecins sont embarrassés par les conseils qu'elles réclament d'eux, on accueillera favorablement cet ouvrage où j'ai insisté surtout sur ces mille et un riens de la pratique journalière qui seuls arrêtent, parce qu'en général ils sont souvent négligés par les auteurs même du plus grand mérite.

Déjà, dans le *Traité pratique d'accouchement* que j'ai publié au commencement de l'année 1842, est entré en partie ce sujet, mais j'ai pensé qu'il ne serait pas inutile de séparer des autres matières contenues dans ce traité les conseils qui sont relatifs à l'éducation physique des enfants, afin qu'on puisse les consulter sans recourir à l'ouvrage entier. Aussi j'ai réuni ces articles, je les ai augmentés, j'en ai ajouté d'autres, pour constituer un manuel à l'aide duquel le jeune praticien, la sage-femme, pourront diriger les mères au milieu des incertitudes et des écueils qu'on rencontre dans une nourriture, que ce soit la mère qui allaite son enfant ou qu'elle le fasse nourrir par une femme étrangère. Habitué que je suis, depuis bientôt quinze années, à vivre au milieu des en-

1.

fants et des nourrices, j'ai été à même de faire une foule d'observations qui sont, selon moi, d'une grande importance. L'existence de l'enfant, sa santé pour un âge plus avancé, le bonheur de toute sa vie, celui de ses parents, dépendent de sa première éducation. On ne saurait donc apporter trop de soin à la bien diriger. Aussi, pour accomplir cette tâche, j'ai joint à ma propre expérience celle de mon père et celle de M. Honoré, mon beau-père. J'ai mis aussi à profit les ouvrages qui ont été publiés récemment sur cette matière : *Le choix d'une nourrice* du docteur Maigne, les travaux de MM. Richard (de Nancy), Donné, Bayard, O. Henri, etc., sur les qualités du lait.

DE

L'ÉDUCATION PHYSIQUE DES ENFANTS

DEPUIS LA NAISSANCE JUSQU'AU SEVRAGE.

CHAPITRE Ier.

Des circonstances qui peuvent faire espérer qu'une femme pourra nourrir.

Avant la naissance de l'enfant, on a déjà à s'occuper de son éducation; s'il doit prendre un lait étranger, le choix de la nourrice est facile: l'état de l'enfant de la nourrice, et toutes les circonstances que je mentionnerai dans le cours de cet ouvrage, permettent en général de faire un bon choix à l'avance. Il n'est pas aussi facile d'établir d'une manière certaine, pendant la grossesse, qu'une femme sera bonne nourrice : j'ai vu des femmes grandes, fortes, les seins bien développés, qui présentaient enfin toutes les apparences des meilleures nourrices, et qui cependant, une fois accouchées, n'avaient pas de lait; tandis que j'en ai vu d'autres, faibles, délicates en apparence, qui, ayant voulu nourrir, malgré toutes les représentations, ont fait de très beaux élèves. En général, il est rare qu'une femme ne puisse pas nourrir quand elle est d'une bonne santé, et si elle use de toutes les précautions que je recommanderai à ce sujet.

On pourra donc laisser à une mère l'espoir qu'elle pourra nourrir quand elle sera d'une bonne santé, quand elle ne sera pas affectée de maladies qu'elle pourrait transmettre à son enfant, quand son sein, d'un volume ordinaire, sera parsemé de veines bleuâtres (comme on le pense bien, cette condition n'est pas rigoureuse); quand l'aréole sera élevée, le mamelon saillant, et surtout quand quelques gouttes d'un liquide séro-lactescent s'en écouleront par une légère pression. Elle devra aussi être d'un naturel peu irritable, et dans une condition qui ne l'expose pas à des émotions trop vives et trop fréquentes; être logée à une exposition convenable, et surtout habiter la campagne. Mais si elle était d'un tempérament trop lymphatique, ou douée d'une trop grande sensibilité, quand bien même les qualités physiques qui prouvent qu'elle sera bonne nourrice se rencontreraient chez elle, on devrait la dissuader de nourrir.

On lui en démontrera l'impossibilité absolue si elle ne peut quitter la ville pendant la belle saison, et surtout si elle habite un quartier resserré, un rez-de-chaussée humide où le soleil ne pénètre pas.

Mais quoiqu'on doive prendre, avant tout, en grande considération toutes les circonstances que je viens de relater, il en est une d'une grande valeur; c'est l'abondance de cette liqueur lactescente, le colostrum qui s'écoule par le mamelon pendant la grossesse. L'abondance du lait après l'accouchement est dans un rapport à peu près constant avec celle du colostrum, et les qualités de ce dernier peuvent permettre, dans bien des circonstances, de préjuger de celle du lait.

Telles sont les conclusions qu'on doit tirer, d'après les travaux de M. Donné, de l'examen du colostrum. Ces expériences, je les ai répétées; elles m'ont donné à peu près les mêmes résultats.

Ainsi quand, à la fin de la grossesse, par la pression, on ne pourra réussir à faire sortir qu'une légère goutte de colostrum du mamelon, on doit craindre que le lait ne soit en bien petite quantité.

Examiné au microscope, ce colostrum présente très peu de globules laiteux; ils sont petits et irréguliers; enfin il ne contient qu'une très petite quantité de corps granuleux.

Si le colostrum aqueux, clair, coule facilement et avec abondance des seins, on devra craindre que le lait, qui sera abondant, ne soit pauvre et peu nourrissant, et surtout qu'il ne tarisse quelques jours après l'accouchement

L'examen microscopique n'offre guère de variétés de ce colostrum avec le précédent. Seulement les globules laiteux et les corps granuleux semblent nager dans l'eau.

Enfin, quand le colostrum s'écoule facilement, tache le linge de la mère en jaune plus ou moins foncé, surtout quand on a pu en obtenir quelques gouttes dans une cuiller, qui, après un léger repos, présentent des stries jaunâtres qui semblent plus consistantes que le reste du liquide, on sera en droit de regarder par avance le lait comme très bon.

Ce colostrum contient une grande quantité de globules laiteux et de corps granuleux.

On comprend cependant que ces signes sont quelquefois trop fugaces pour qu'on doive porter un jugement fondé exclusivement sur ce mode d'investigation, et le préférer à l'exclusion de tous les autres; en effet, il peut très bien induire en erreur. Ainsi, avant que je ne me sois occupé par moi-même de ces recherches, qui certes ne sont pas sans intérêt et sans utilité, j'ai fait analyser le lait d'une femme phthisique par une personne très habituée à ces sortes d'investigations, et ce lait a été considéré comme celui d'une très bonne nourrice. Combien de fois aussi n'ai-je pas vu des femmes être considérées comme ne pouvant pas nourrir, parce que le colostrum qui s'écoulait de leurs seins était peu abondant et pauvre, et qui cependant ont été de très bonnes nourrices!

L'examen microscopique, en résumé, donne le plus ordinairement des résultats avantageux; c'est donc un moyen auquel il faut recourir et qui, grâce aux expériences de M. Donné, fait partie maintenant du domaine de la science. Mais il doit venir en aide aux autres moyens, et il ne peut à lui seul servir de base à un jugement dans une circonstance aussi importante.

Des soins à prendre pendant la grossesse pour faciliter l'allaitement.

Une des circonstances qui rendent le plus souvent l'allaitement difficile, douloureux, impossible même, c'est le défaut de saillie du mamelon.

Dans ce cas un enfant, quelle que soit sa force, éprouve beaucoup de peine à saisir le bout du sein et à exercer la succion; les efforts qu'il est obligé de faire sont dans la plupart des cas inutiles, et le plus souvent déterminent du muguet. Cette affection est, en général, innocente en ville; mais comme elle fait beaucoup souffrir les enfants qui en sont affectés, on est obligé de leur donner une autre nourrice. Enfin, quand même l'enfant échapperait à cette affection, il ne pourrait se nourrir en s'efforçant de téter un sein dont le mamelon est rentré, et il faut encore recourir à un lait étranger.

Il est facile pendant la grossesse, surtout en s'y prenant dès les premiers mois, de modifier cet état particulier du sein et de rendre l'allaitement possible.

Le défaut de saillie du mamelon, son enfoncement, dépendent ou d'une disposition naturelle ou sont déterminés par la pression exercée par les vêtements; et alors, dans l'un et l'autre cas, il suffira, pour allonger le bout du sein, de placer à nu, sur chaque sein, un petit chapeau de buis ou de caoutchouc, qui présente à son centre un enfoncement de la forme d'un dé à coudre, dans lequel vient se loger le mamelon. A l'extrémité de cet enfoncement est un petit orifice pour laisser échapper le colostrum, s'il vient à s'en écouler.

A l'aide de ce procédé, la pression exercée sur les seins, loin d'être désavantageuse, fait au contraire saillir le mamelon, qui s'engage et se moule dans l'enfoncement du chapeau.

Je me suis constamment bien trouvé de cette précaution dans les cas où aucun autre accident n'est venu entraver l'allaitement. L'application de ce petit instrument ne cause pas d'incommodités, il tient sans être fixé par aucun moyen particulier.

On a aussi conseillé la succion exercée par un adulte, ou par un enfant déjà fort. La succion exercée par l'adulte peut avoir quelque avantage dans les dernières semaines; mais, outre que cette succion, en général, exercée avec trop de force, peut irriter le mamelon et déterminer des engorgements des seins, il s'en faut qu'elle ait l'avantage que j'ai toujours accordé à l'action du chapeau de buis. Quant à la succion exercée par un enfant âgé de quelques mois, c'est un moyen précieux après l'accouchement, mais qu'il ne faut pas songer à employer avant la montée du lait; car cette succion, pour avoir quelque utilité pendant la grossesse, doit être exercée souvent et longtemps; et alors, quand même on voudrait soumettre un pauvre enfant à un aussi dur exercice, il se rebuterait immédiatement, aussitôt qu'il sentirait que ses efforts pour attirer le lait sont inutiles.

CHAPITRE II.

Soins à donner à l'enfant au moment de sa naissance.

Si l'enfant, en venant au monde, est bien portant, s'il crie, si la respiration s'établit bien, on s'assure que la base du cordon ne contient aucune anse intestinale; puis on place la ligature à deux ou trois travers de doigt de la naissance du cordon, afin que la peau qui se prolonge de quelques lignes sur le cordon ne soit pas comprise dans la ligature : cette ligature doit être serrée pour oblitérer complétement les vaisseaux, surtout quand le cordon est infiltré. Il est même utile dans ce dernier cas, avant de placer la ligature, d'exprimer avec les doigts la lymphe qu'il contient, ou de lui donner issue à l'aide de mouchetures; car, sans cette précaution, après l'écoulement spontané du liquide, la ligature n'exercerait plus sur les vaisseaux assez de constriction, et le sang pourrait s'écouler par les artères et compromettre la vie de l'enfant. Enfin, on fait la section du cordon avec des ciseaux dont les pointes sont mousses.

J'ai l'habitude de placer deux ligatures sur le cordon, et de faire la section de celui-ci entre ces deux ligatures. Ce procédé a l'avantage d'éviter, au moment de la section, l'effusion d'une assez grande quantité de sang sur les objets environnants. Cette seconde ligature, placée sur la partie placentaire du cordon, préviendrait une hémorragie mortelle pour le second enfant dans un cas de grossesse double qui aurait été méconnu. En effet, il existe quelquefois entre les placentas des communications vasculaires, par lesquelles le sang passant d'un placenta dans l'autre peut s'écouler ensuite à l'extérieur par le cordon du premier enfant.

Si l'on a quelques craintes pour la vie de l'enfant, il faut opérer immédiatement la section du cordon à sept ou huit travers de doigt de l'ombilic, en comprimer l'extrémité entre le pouce et l'index, et transporter immédiatement l'enfant sur une table préparée à cet effet en face d'une fenêtre, afin de lui donner de l'air, si cela est nécessaire. Pour transporter l'enfant du lit de la mère sur cette table, il est bon, pour qu'il n'échappe pas des mains, de placer le pouce et l'index qui compriment le cordon entre la racine des cuisses, les trois autres doigts soutenant le siége, tandis que l'autre main soutient les épaules et la tête.

Apoplexie et asphyxie des nouveau-nés.

Si l'enfant ne respire pas en naissant, qu'il soit dans un véritable état d'apoplexie et d'asphyxie, la surface du corps est gonflée, violette, la face bleuâtre, la locomotion est éteinte ; mais les membres sont flexibles et le corps conserve sa chaleur ; les battements du cordon et du cœur sont obscurs et quelquefois même insensibles ; la première indication qui se présente à remplir consiste à faire cesser l'engorgement du cerveau et des poumons. Pour cela on lâche l'extrémité du cordon, et on laisse écouler quelques cuillerées de sang. Souvent, pour obtenir la quantité de sang nécessaire, il faut rafraîchir l'extrémité du cordon par plusieurs sections successives. De là l'utilité de pratiquer la première section à sept ou huit travers de doigt de l'ombilic ; en même temps on débarrasse l'arrière-bouche des mucosités qu'elle contient, soit à l'aide du petit doigt, soit avec les barbes d'une plume qu'on a disposée à cet effet. On opère des frictions sur la poitrine avec la main, ou avec un linge imbibé d'eau vinaigrée froide, ou d'eau-de-vie ; on y laisse tomber goutte à goutte un peu d'éther; de l'autre main on chatouille les fosses nasales. La percussion avec la main sur le siége est aussi un excellent moyen. Il ne faut pas craindre, dans ce cas, de cingler un peu fort. Pendant qu'on continue sans relâche l'usage de ces moyens réunis, on fait administrer un petit lavement; on fait préparer un bain tiède, dans lequel on plonge l'enfant dès qu'il commence à faire quelques inspirations.

Souvent quelques secondes, quelques minutes suffisent pour rappeler un enfant à la vie; mais cependant on est quelquefois obligé d'insister sur ces moyens pendant assez longtemps; il ne faut pas se lasser; il faut, au contraire, redoubler de persévérance, car on a vu des enfants qui n'ont pu être ranimés qu'au bout d'une heure ou deux. Aussi, lorsque l'insuffisance des autres moyens est constatée, il faut recourir à l'insufflation, soit qu'on la pratique directement, la bouche de l'accoucheur étant appliquée sur celle de l'enfant, ou au moyen du tube laryngien de Chaussier. Ce moyen m'a quelquefois réussi, mais je l'ai vu bien plus souvent échouer. Cette opération demande une certaine habitude; elle doit être faite avec de grandes précautions, car une insufflation trop brusque, trop prolongée, pourrait rompre les vésicules pulmonaires.

Voici la manière de procéder.

L'extrémité du tube doit être introduite jusque dans le larynx, à l'aide de la main droite, la gauche s'assurant, à travers la paroi antérieure du cou, si l'instrument ne s'est pas fourvoyé; puis on saisit avec les lèvres l'autre extrémité du tube, pendant qu'avec le pouce et l'index de chaque main on pince les deux commissures de la bouche de l'enfant, afin d'empêcher l'air de se perdre.

Alors on pousse doucement une petite quantité d'air, puis on s'arrête, et on presse sur la poitrine pour chasser l'air introduit et simuler l'expiration. Enfin on renouvelle les alternatives d'insufflation et d'expiration artificielle, jusqu'à ce que la respiration se soit établie.

Asphyxie des nouveau-nés.

Il est rare que l'asphyxie se manifeste seule. Cependant cette circonstance peut se rencontrer chez l'enfant né faible ou avant terme à la suite des accouchements manuels. Cet état se reconnaît à la pâleur de la peau, à la flaccidité, à la mollesse des chairs, au refroidissement, et surtout à l'absence complète de respiration.

Dans ce cas on se garde bien de laisser écouler une goutte de sang par le cordon ; on y fait pratiquer rapidement une ligature provisoire, pendant qu'on comprime l'extrémité du cordon coupé. Quant aux autres soins, ils sont les mêmes que dans l'état d'apoplexie et d'asphyxie ; seulement l'air extérieur ne doit être reçu que par la face et la poitrine de l'enfant, tandis que toutes les autres parties de son corps sont recouvertes de linges très chauds et à chaque instant renouvelés.

Faiblesse congéniale.

Les enfants nés avant terme ou à la suite de maladies graves de la mère demandent des soins tout particuliers : ils doivent être enveloppés de coton cardé et exposés à une température assez élevée ; le meilleur moyen d'y parvenir est de les entourer de bouteilles d'eau chaude, et mieux encore de les placer dans un berceau en métal, en forme de bain-marie. On cite des enfants nés très faibles et à peine parvenus au terme de la viabilité, qui ont pu être conservés à la vie au moyen de cette espèce d'incubation.

De l'emmaillottement.

Avant de vêtir l'enfant et après s'être assuré qu'il n'a aucun vice de conformation, on doit enlever la matière cérumineuse qui recouvre ordinairement sa peau. Pour y parvenir facilement, on délaie cette matière avec de l'huile, du cérat, du beurre frais, au moyen de frictions exercées avec la main, et on l'essuie ensuite avec un linge ; mais, pour ne laisser aucune impureté, il faut plonger l'enfant dans une eau tiède, légèrement savonneuse, dans laquelle on le lave avec soin.

Cela fait, on le place sur des linges chauds disposés sur les genoux de la garde, qui l'essuie avec soin et l'habille.

Elle place d'abord sur la tête un petit bonnet de toile fine dit *béguin*, puis un semblable en flanelle, enfin un bonnet d'étoffe légère, si l'on est en été, et d'un tissu chaud et piqué, si l'on est en hiver. Elle recouvre les bras et la poitrine d'une petite chemisette de toile fine, ouverte par derrière, puis d'une seconde en flanelle, puis d'une troisième en étoffe plus ou moins chaude, suivant la température; ces chemisettes doivent être fixées à l'aide de cordons, en général, à moins que ce ne soit pour le maillot supérieur; on doit proscrire les épingles, d'abord parce qu'elles peuvent piquer l'enfant, puis ensuite parce que, lorsque l'enfant pousse des cris dont on ignore presque toujours la cause, on est sans cesse tenté d'attribuer son chagrin à une épingle mal placée, et l'on se voit contraint, pour s'assurer du fait, de le déshabiller à chaque instant.

Avant d'achever la toilette de l'enfant, il faut placer le cordon ombilical dans une compresse en linge fin, double, carrée; on relève le tout au-dessus de l'ombilic; une seconde compresse est placée sur la première, puis on fait sur cet appareil deux ou trois tours de bandes que l'on fixe avec une aiguillée de fil.

Cela fait, on enveloppe le siége et les membres inférieurs dans un premier lange en toile appelé couche, et que l'on recouvre d'un autre lange de laine ou de coton, suivant la saison.

Ce maillot ne devra jamais être serré, il devra simplement être replié par le bas, afin que les extrémités inférieures puissent se mouvoir librement sans se refroidir. Si la température est froide, si l'enfant a besoin de chaleur, on place sur les épaules un fichu de mousseline, qui revient par-devant pour envelopper les mains et que l'on fixe par derrière.

Enfin on le couche sur le côté dans un berceau ou sur un lit, et jamais on ne le dépose provisoirement sur un siége, tel que fauteuil ou canapé, sur lequel quelqu'un, par inadvertance, pourrait s'asseoir. Des enfants ont souvent été victimes d'une pareille négligence : aussi on ne saurait trop insister sur cette précaution.

CHAPITRE III.

De l'allaitement maternel.

Suivant le vœu de la nature, la mère est destinée à nourrir l'enfant qu'elle vient de mettre au monde, et, outre qu'elle trouve dans l'accomplissement de ce devoir une sorte de jouissance, il est de son intérêt et de celui de son enfant de l'accomplir.

Mais, à cette règle générale, il faut apporter bien des restrictions; car si cette loi naturelle est tout-à-fait applicable à la femme qui, née à la campagne, y vit et y respire un air pur, se livre à des travaux qui développent ses forces et entretiennent sa santé, et dont la vie régulière s'écoule au milieu du calme, l'est-elle à ces mères nées au sein de nos grandes cités (et je veux bien supposer ces mères exemptes des agitations inséparables du séjour d'une grande ville)? cette loi, dis-je, peut-elle être tout-à-fait applicable aux femmes dont la vie languissante s'écoule loin du soleil, privées d'un air pur, au milieu de ces agglomérations humaines?

Ici tout est fatigue! L'exercice, si nécessaire à la nourrice et à l'enfant, il faut souvent l'aller chercher si loin de chez soi, qu'on se prive de sa salutaire influence, et qu'après avoir passé les heures consacrées au sommeil au milieu d'un air vicié, la mère et l'enfant y restent encore plongés une partie du jour.

Je ne parle là, bien entendu, que des mères qui, fuyant le monde, se consacrent tout entières à l'éducation de leur enfant. Hé bien! celles-là même ne sont pas, pour la plupart, dans les conditions qu'on doit désirer pour une nourrice.

C'est une vérité que les médecins qui s'occupent le plus d'accouchements sont à même de constater chaque jour. Combien ne voit-on pas de femmes qui n'arrivent péniblement à l'accomplissement de la tâche qu'elles se sont imposée qu'au détriment de leur santé et quelquefois au détriment de celle de leur enfant ; qui, amaigries, souffrantes, ne peuvent jamais se remettre des fatigues d'une nourriture accomplie dans de mauvaises conditions ! Combien aussi n'en voit-on pas qui, exténuées, sont obligées de cesser l'allaitement, parce que l'enfant dépérit à leur sein!

Cependant je suis bien loin de proscrire l'allaitement maternel pour toutes les mères de nos grandes villes ; j'en vois souvent qui nourrissent avec succès, mais seulement parce qu'elles se trouvent ou se placent dans les conditions qui, selon moi, sont indispensables pour assurer le succès d'une nourriture.

Exemptes d'occupations, d'inquiétudes, elles vivent éloignées du centre de la ville, près d'une promenade, ou mieux encore elles passent huit à neuf mois de l'année à la campagne, c'est-à-dire presque tout le temps de leur nourriture.

J'en vois aussi qui, ne se trouvant pas dans ces conditions favorables, parviennent à accomplir leur tâche tant bien que mal; mais c'est là l'exception.

Aussi, toutes les fois seulement qu'une mère d'une bonne constitution ne sera pas affectée de vice héréditaire qu'elle pourrait transmettre à son enfant, et qui, sous l'influence de l'allaitement, pourrait prendre un accroissement préjudiciable à la mère elle-même, quand cette mère sera secondée par ceux qui l'entourent, qu'elle habitera un logement bien exposé, au midi surtout, et qu'il n'y aura pas obligation pour elle de séjourner à la ville pendant les beaux jours, je lui permettrai et même je l'encouragerai à nourrir son enfant; mais, en exigeant d'elle certains soins, certaines précautions que je vais énumérer, et dont l'omission, malgré les conditions les plus favorables d'ailleurs, peut compromettre le succès de l'allaitement. De plus, cette détermination de nourrir devra être volontaire et spontanée. Si la mère, en allaitant son enfant, n'accomplissait qu'un devoir et ne se résignait à prendre ce soin que pour céder aux exigences de sa famille et de son mari, il faudrait s'opposer de tout son pouvoir à ce qu'elle nourrît.

ARTICLE Ier.

Des précautions et des soins qu'exige l'allaitement maternel.

A quelle époque doit-on présenter l'enfant au sein?

L'enfant est à peine né que déjà il réclame par ses cris la nourriture qui lui est nécessaire, sa bouche cherche à saisir tout ce qui s'en approche.

Faut-il attendre pour le présenter au sein, suivant l'habitude de quelques médecins, que plusieurs heures, qu'un jour ou deux se soient écoulés, enfin que la sécrétion laiteuse se soit établie? Non, sans doute, je ne partage pas du tout cette manière de voir; car les enfants ont, à l'époque de la fièvre de lait, bien plus de peine à saisir le mamelon, qui est effacé par la tension des seins; et d'ailleurs l'alimentation artificielle, à laquelle on est obligé d'avoir recours pour attendre la montée du lait, nuit plus ou moins à l'enfant. Aussi j'ai l'habitude de faire présenter l'enfant au sein aussitôt que la mère a pris quelques heures de repos.

Conduite à suivre quand l'enfant éprouve de la difficulté à prendre le sein.

Chez les nouvelles accouchées qui nourrissent pour la première fois, quelquefois, malgré l'usage des bouts de sein que j'ai conseillé pendant la grossesse, le mamelon n'est pas assez saillant pour que l'enfant puisse le saisir facilement, d'autres fois l'enfant est trop faible pour exercer une succion assez active.

Couper le frein.

Dans ce cas, il faut visiter la langue de l'enfant pour s'assurer qu'il n'a pas le frein trop étendu. S'il en était ainsi, on en opérerait la section. Pour cela, on engage le frein dans la fente que présente à une de ses extrémités la sonde cannelée, ou on soulève tout simplement la langue avec les doigts; puis, à l'aide des ciseaux, on coupe ce frein, en ayant soin de s'éloigner le plus possible de la base de la langue pour éviter les artères ranines. Par surcroît de précaution, il est bon de ne pas prolonger l'incision et de n'attaquer que l'extrémité antérieure du frein d'un seul petit coup de ciseaux; cela fait, on place immédiatement l'enfant au sein, et les mouvements qu'exécute alors la langue pour opérer la succion achèvent de la délier.

Après quelques secondes, on retire l'enfant du sein pour s'assurer qu'une petite hémorragie ne s'est pas produite. S'il n'en est rien, on le replace immédiatement. Si, au contraire, au moment de la section du frein, l'enfant, par un mouvement brusque, avait trop avancé la base de la langue vers l'instrument et qu'une petite hémorragie se soit produite, il faudrait cautériser de suite le point des tissus qui fournit le sang. Le nitrate d'argent est, en général, sans effet dans ce cas; on est presque toujours obligé de se servir d'un stylet dont on a fait rougir la pointe.

Se faire aider par une nourrice.

Si, au contraire, la langue est bien déliée, il faut mettre une grande persévérance et présenter très souvent l'enfant au sein, et bientôt il finit par exercer la succion. Mais, soit faiblesse de l'enfant ou maladresse de sa part, soit enfin que le mamelon ne puisse être saisi, s'il arrive que l'enfant ne peut téter, le moyen le plus efficace, selon moi, de remédier à ces inconvénients, c'est de louer pendant quelques jours une nourrice dont les bouts soient bien formés, et qui amène avec elle son enfant assez fort et aussi jeune que possible. Alors, toutes les fois qu'on veut faire téter le nouveau-né, on place d'abord au sein de la nouvelle accouchée l'enfant de la nourrice, qui bientôt allonge les bouts du sein et fait monter le lait, puis on retirec et enfant et on y place immédiatement le nouveau-né, qui ne tarde pas à téter à son tour.

Mais ce moyen ne réussit pas toujours dès la première fois. Le nouveau-né se rebute après quelques efforts de succion,

Alors on persiste pendant quelques minutes, puis on le place au sein de la nourrice, autant pour l'alimenter que pour récompenser ses efforts, et pour lui faire comprendre qu'ils ne sont pas inutiles, enfin pour lui apprendre à téter.

Il est rare qu'on soit obligé de continuer l'usage de ce moyen. Plus de trois ou quatre jours, souvent même une journée ou deux suffisent.

Enfants qui se laisseraient mourir de faim.

La sollicitude de l'accoucheur doit être éveillée par une circonstance des plus graves. Quelques enfants, après leur naissance, ne témoignent aucun besoin de téter; ils dorment continuellement, ne sucent pas le doigt qu'on introduit dans leur bouche; le contact du sein ne les engage même pas à le prendre, et si par hasard ils font quelques légers efforts de succion avec nonchalance, ils ne tardent pas à se rendormir au sein.

Si l'on concluait de ce repos que l'enfant n'a pas besoin d'être alimenté, et si l'on ne prenait pas les moyens nécessaires pour le tirer de ce sommeil léthargique, on le verrait bientôt passer du sommeil à la mort. Il faut, dans ce cas, placer les enfants devant le feu, et frictionner toute la surface de leur corps, appliquer des petits cataplasmes sinapisés aux pieds, les présenter souvent au sein, et les exciter pendant qu'ils y sont; enfin, leur faire couler dans la bouche du lait de femme ou du lait de vache coupé avec moitié eau très sucrée.

J'ai vu des enfants qui, sans ces précautions, se seraient laissés mourir de faim.

De la nécessité d'un bon sommeil.

Beaucoup de jeunes mères, par une tendresse mal entendue, tiennent à se charger jour et nuit de tous les soins qu'exige leur enfant, et de plus, au moindre cri de celui-ci, lui présentent le sein à chaque instant, comme pourrait le faire une nourrice robuste.

Un pareil système ne tarde pas à porter ses fruits; les orces s'épuisent, le lait tarit, et il faut recourir à une nourrice étrangère.

Un sommeil calme et suffisamment prolongé est indispensable pour réparer les forces de la nourrice, et, dans l'intérêt de l'enfant lui-même, il faut l'éloigner de sa mère pendant le temps qu'elle prend un repos si nécessaire.

En effet, l'enfant profite du bien-être de la mère elle-même; il tette un lait plus abondant et il prend un repos qui ne lui est pas moins nécessaire qu'à elle. Si, au contraire, on laisse prendre à l'enfant, dès les premiers jours, l'habitude de téter la nuit, il se réveille exprès pour téter, et bientôt il ne quitte plus le sein de toute la nuit.

Comment supposer que les forces d'une femme du monde, surtout si elle est délicate, pourront suffire à un pareil régime? Toujours je l'ai vu avoir des conséquences plus ou moins fâcheuses.

Tandis que les mères qui ont voulu suivre mes conseils à ce sujet, et qui ont consenti à se séparer de leur enfant, ou tout au moins à ne pas lui donner à téter pendant six à sept heures de nuit, ont en général élevé sans fatigue des enfants forts et bien portants.

Ainsi donc la mère devra donner le sein pour la dernière fois à onze heures ou minuit, et son enfant ne devra lui être rapporté qu'à six ou sept heures du matin. Bien entendu qu'il lui sera très utile, surtout si elle a l'habitude d'un sommeil prolongé, de prendre quelque repos avant et après ces deux époques.

Mais un enfant nouveau-né prend peu de lait chaque fois qu'il tette, surtout pendant les premiers jours qui suivent sa naissance; aussi il est nécessaire de suppléer pendant la nuit au lait de la mère par un peu de lait de vache coupé avec moitié eau sucrée.

Le plus ordinairement l'enfant ne se réveille d'abord qu'une ou deux fois quand sa santé est bonne; puis, l'aliment qu'on lui donne quand il se réveille étant peu de son goût, il finit par dormir autant de temps que sa mère.

L'enfant doit-il coucher auprès de sa mère? L'exécution de ces précautions est bien difficile, impossible même si l'enfant couche auprès de sa mère. Au moindre cri, malgré la plus ferme résolution prise à l'avance de ne pas donner le sein, la mère ne peut résister au besoin qu'elle éprouve de calmer son enfant, et elle lui donne à téter. Il faudrait qu'elle eût un courage peu commun, ou qu'elle fût bien impassible, pour entendre crier son enfant pendant un temps assez long sans chercher à le calmer; et il faut bien savoir que quoique presque tous les enfants s'habituent facilement à ne pas téter la nuit, il en est aussi qui ne cèdent pas aussi facilement. Dans tous les cas, les deux ou trois premières nuits sont pénibles à passer ; mais, une fois l'habitude contractée, l'enfant ne s'en porte que mieux.

Aussi il est beaucoup plus raisonnable de confier l'enfant à une personne étrangère pendant la nuit, tout au moins pendant les premiers jours.

L'allaitement maternel donne lieu à bien plus de difficultés et d'embarras que l'allaitement par les nourrices.

Tous les soins, toutes les précautions que je recommande me paraissent d'autant plus nécessaires, qu'il faut bien convenir que la mère qui nourrit son enfant s'impose une tâche bien difficile, bien pénible à remplir. Il est bien plus simple de se décharger de tous ces soins sur une nourrice. Malgré les embarras qu'une femme étrangère suscite quelquefois, il n'y a pas la moindre comparaison à établir. Ces inconvénients, on peut d'ailleurs les éviter facilement en exerçant sur la nourrice une surveillance active, et il faut bien savoir aussi qu'une nourrice sur lieu n'est plus comme jadis un ennemi domestique dont on craignait de se défaire avant la fin de la nourriture.

En général, si, en prenant une nourrice chez soi, on n'écarte pas tous les inconvénients, on évite certainement les plus graves. L'allaitement s'établit plus facilement, le nouveau-né trouve chez la nourrice la quantité de lait nécessaire; il n'est pas besoin de recourir d'aussi bonne heure à une alimentation artificielle, et si quelques difficultés inhérentes à la nourrice se présentent, on en prend une autre qui se trouve dans de meilleures conditions.

Et il est bien démontré que cela peut se faire sans aucun inconvénient pour l'enfant. J'en acquiers l'intime conviction chaque jour.

Je reviendrai plus en détail sur toutes ces considérations à l'occasion de la nourrice sur lieu.

CHAPITRE IV.

Allaitement par les nourrices (1).

Choix d'une nourrice.

Le choix d'une nourrice est difficile à bien faire, car rien n'est plus rare de rencontrer, chez la même femme, toutes les qualités désirables. Aussi le médecin ne doit-il pas se laisser imposer par l'apparence extérieure, pour ne s'attacher qu'aux conditions vraiment importantes, que seul il est à même de bien apprécier.

On tient en général trop de compte d'une belle apparence, parce que c'est la condition que les gens du monde peuvent le plus facilement apprécier. Il est vrai que l'apparence extérieure s'accorde souvent avec l'existence d'une bonne santé; mais cela n'a pas toujours lieu, et il faut bien savoir aussi que certaines femmes, qui ne sont pas douées de qualités physiques avantageuses, possèdent souvent celles qui caractérisent une bonne nourrice, et méritent d'être préférées aux premières.

En effet, le tempérament lymphatique, que l'on doit le plus s'attacher à éviter chez une nourrice est celui qui cependant se lie le plus souvent avec la blancheur de la peau, la perfection des formes.

On peut résumer ainsi les qualités qu'on doit exiger, autant que possible, d'une nourrice à laquelle on confie un enfant nouveau-né.

Elle doit être jeune, née de parents sains, être d'une bonne

(1) Des moyens de se procurer des nourrices (*voyez* à la fin de l'ouvrage).

santé, bien développée de corps, avoir de belles dents; il faut que ses seins soient assez prononcés, parsemés de veines bleuâtres, et surtout que les bouts en soient bien formés ; il faut qu'elle soit alerte, propre, d'un bon caractère, et qu'elle ne soit pas d'un esprit trop obtus; enfin qu'elle ne soit pas trop impressionnable, trop nerveuse. Si l'enfant doit être nourri sur lieu, la femme de campagne est celle qui réunit les meilleures conditions; sa constitution est plus robuste, sa santé meilleure, son moral moins impressionnable, et c'est le seul choix qu'on puisse faire, si l'enfant est confié à la nourrice chez elle. En effet, les conditions hygiéniques, dans lesquelles la femme de campagne se trouve, sa manière de vivre, celle de sa famille, sont inappréciables.

Pour cette dernière, on devra s'assurer aussi, si elle est heureuse en ménage, si son habitation est saine, enfin on devra exercer sur elle la plus active surveillance, et exiger d'elle certaines précautions indispensables au succès d'une nourriture, et que j'énumérerai plus loin.

Age de la nourrice.

Autant que possible, la nourrice doit être âgée de 20 à 25 ans, trente ans même; avant cette époque, sa constitution résisterait moins facilement aux fatigues et à l'épuisement que détermine souvent l'allaitement; après trente ans, il est à craindre qu'elle n'ait pas conservé les qualités qui la rendaient propre à nourrir. La sécrétion du lait est moins abondante; ce liquide est aussi de moins bonne qualité. Cependant, s'il n'est pas raisonnable de choisir une nourrice qui a dépassé trente ans, une mère surtout, si elle a déjà nourri, peut très-bien, dans ces conditions, donner le sein à son propre enfant.

J'ai sous les yeux une de mes clientes, femme du monde, qui nourrit avec succès son douzième enfant.

Constitution de la nourrice.

La nourrice doit être exempte de toute affection aiguë ou chronique; on doit rejeter celle qui est maigre, d'une trop grande stature, dont la poitrine n'est pas évasée et bien développée, dont l'extrême blancheur de la peau, coïncidant avec la couleur foncée des cheveux, la largeur des mâchoires, etc., ferait craindre une prédominance du tempérament lymphatique. La femme brune, au contraire, dont la peau sera plus ou moins colorée, excepté aux seins qui doivent toujours être blancs, remplit les meilleures conditions.

Celle qui est blonde ne doit pas être rejetée, tant s'en faut, surtout si son extérieur annonce la santé et la vie; elle sera toute aussi bonne nourrice qu'une femme brune. Il s'en faut que toutes les femmes blondes soient plus ou moins lymphatiques ; c'est un préjugé contre lequel on ne saurait trop s'élever. J'ai vu tant de femmes blondes être très bonnes nourrices, et tant de brunes lymphatiques au sein desquelles les enfants dépérissaient, que je demeure convaincu que le tempérament lymphatique très prononcé se rencontre aussi bien chez les unes que chez les autres.

De l'état des dents.

De belles dents sont, en général, l'indice d'une bonne santé; cependant cette règle souffre des exceptions, et l'on voit journellement des femmes qui ont de fort belles dents ne réunir aucune des conditions qui caractérisent une bonne nourrice ; tandis que d'autres dont les dents sont mauvaises jouissent de la santé la plus parfaite; et, dans ce dernier cas, les dents ont été détériorées par une affection locale, étrangère à la santé générale.

Cependant il me semble préférable de refuser une nourrice dont les dents sont mauvaises, parce que son haleine est souvent fétide, ses digestions laborieuses, la mastication étant imparfaite, et que les douleurs que lui fait éprouver la carie des dents dérangent souvent sa santé.

L'examen de la nourrice doit être complet.

On ne saurait apporter trop de soin à s'assurer de l'état de santé de la nourrice, avant de lui confier la *vie* de l'enfant qu'elle doit allaiter : il faut pour cela ne pas se contenter de l'aspect extérieur, mais procéder à un examen complet de la nourrice. Cette précaution, toute rigoureuse qu'elle puisse paraître, est cependant de la dernière nécessité ; son omission a bien souvent causé les accidents les plus graves et compromis la vie du jeune enfant, alimenté par un lait impur. En vain objectera-t-on que les bons renseignements donnés sur la nourrice, sa manière de vivre, sa bonne foi, pourront garantir sa bonne santé.

En présence d'une circonstance aussi grave, les renseignements ne doivent être acceptés que pour ce qu'ils valent ; la nourrice elle-même, dans sa bonne foi, peut ignorer son état de santé. Le médecin peut être seul juge en pareille occasion.

On examinera donc s'il ne se trouve sur la surface du corps aucune cicatrice, aucune tache, si les organes génitaux ne sont pas le siége de pustules, d'écoulements suspects et ne portent pas les traces d'affections syphilitiques récentes ou anciennes.

Et, dans le cas où l'examen ne serait pas complétement satisfaisant, la nourrice devra être rejetée.

Des nourrices primipares.

On doit accorder la préférence à la nourrice qui déjà a élevé un ou plusieurs enfants ; elle a acquis plus d'expérience et peut offrir par ses nourritures antérieures des renseignements précieux, sur la quantité, la durée de son lait, son intelligence, son caractère, sa propreté, etc.

Des nourrices filles-mères sur lieu.

Une fille de campagne, honnête d'ailleurs, qu'une seule faute a conduite à se faire nourrice, doit-elle être rejetée? Non, sans doute; je dirai même qu'excepté la primiparité qui peut la faire rejeter, elle me paraît réunir les conditions les plus favorables.

Libre de sa personne, elle est exempte des préoccupations du ménage et s'attachera plus à sa position et à son nourrisson ; on ne craindra pas avec elle l'influence du mari, ses exigences, ses visites ; enfin on sera plus certain de la conserver jusqu'à la fin de la nourriture, et même comme bonne d'enfant, tandis que la femme mariée peut se voir obligée de quitter sa place par suite d'un ordre de son mari.

J'ajouterai, en outre, que les maris habitant les grandes villes, et dont les femmes sont nourrices sur lieu, exigent tout ou partie de leurs gages et dissipent par désœuvrement ce qu'elles gagnent. Le caractère, la santé de la nourrice souffrent des contrariétés que lui cause cet état de choses.

J'ai été si souvent témoin de ces faits que pour mon compte, à mérite égal, je préfère la fille-mère ; et, dans l'intérêt de la nourrice elle-même, je l'engagerai toujours à ne pas quitter son ménage, à moins que son mari, campagnard, ne soit absorbé par les rudes travaux des champs.

De l'âge du lait.

Le lait d'une nouvelle accouchée est celui qui doit être préféré pour l'enfant qui vient de naître. En effet, le colostrum qu'il contient facilite l'évacuation du méconium ; puis, par sa consistance, le premier lait est le plus en rapport avec les besoins de l'enfant et ses facultés digestives ; mais à côté de ces avantages se rencontrent bien des inconvénients pour la nourrice sur lieu surtout. Ainsi la nourrice nouvelle accouchée n'est souvent pas assez bien remise de sa couche pour donner à l'enfant, d'une manière suivie, tous les soins qu'il réclame en naissant. La fatigue ôte à son lait ses bonnes qualités. Aussi est-il bon, dans l'intérêt de chacun, de prendre une nourrice qui soit accouchée au moins depuis six semaines.

Un lait d'un an et plus ne possède plus les qualités qui conviennent au nouveau-né ; et, à ce sujet, il ne faut pas croire, avec les bonnes femmes, que le lait se rajeunit sous la bouche du jeune nourrisson.

Un lait trop âgé expose en outre à l'inconvénient de changer de nourrice, si le lait diminue de quantité après un certain temps.

Du lait et des moyens de constater sa quantité et ses qualités.

Avant de constater les qualités du lait, il était indispensable d'apprécier l'état de santé de la nourrice, la nature de son caractère, etc., etc.; car les seins, étant des organes pour ainsi dire en dehors de l'économie, peuvent sécréter un lait présentant toutes les qualités désirables et cependant appartenir à une femme que sa constitution, ou toute autre cause, devrait faire rejeter comme nourrice; mais, une fois qu'elle convient sous tous les autres rapports, il est de la dernière importance de ne pas l'admettre alors avant de s'être assuré si elle possède un lait suffisamment abondant et de bonne nature.

Constater l'abondance du lait n'est pas une chose aussi facile qu'on pourrait le croire; car l'on doit se mettre en garde contre la ruse, l'ignorance des nourrices, et aussi tenir compte de certains accidents qui peuvent diminuer momentanément la quantité du lait.

Ainsi les nourrices se présentent le plus ordinairement à l'examen du médecin avec un sein bien développé, bien rempli ; elles se plaignent que leur lait les gêne et le font rayer avec abondance ; mais elles ne se présentent souvent avec cet avantage que parce qu'elles sont restées, à dessein, très longtemps sans donner à téter.

Il peut arriver aussi qu'une excellente nourrice vienne se soumettre à cet examen après un voyage long, pendant lequel son enfant a épuisé son sein; enfin que le changement de climat, d'habitude, l'inquiétude, le regret de la famille, l'idée de se séparer de son enfant, lui ait fait momentanément perdre son lait. Un seul examen est donc insuffisant; il faut voir la nourrice à l'œuvre, comme le dit très-judicieusement M. Richard (de Nancy). Si l'enfant puise au sein souvent une quantité de lait qui le rassasie, si ce sein ne se vide jamais complétement, on peut croire que le lait sera suffisamment abondant.

Si, au contraire, on remarquait que l'enfant est inquiet, s'agite au sein, le quitte et le reprend en donnant des signes visibles d'impatience, crie après avoir tété, au lieu de s'endormir; s'il vide le sein en totalité, il faudra en conclure que la quantité de lait est insuffisante à la nourriture de l'enfant; mais, je le répète, un seul examen ne suffit pas pour arriver à cette conviction, car ces phénomènes peuvent n'être que momentanés.

Au reste, le plus sûr moyen d'arriver à un bon résultat, dans le choix d'une nourrice, serait de n'arrêter que conditionnellement celle qui conviendrait sous tous les autres rapports, afin de constater à loisir la quantité, j'ajouterai même les qualités de son lait.

Constater les qualités du lait.

Les qualités du lait sont encore bien plus difficiles à apprécier par avance; et je ne crois pas qu'à l'aide du microscope il soit possible de résoudre complétement la question. C'est un moyen d'investigation qu'il ne faut certainement pas négliger, mais il est loin de lever toutes les difficultés. Certains principes insaisissables qui font que tel lait convient à tel enfant et non à tel autre, la *vie*, si je puis m'exprimer ainsi, dont le lait n'est que le véhicule, échapperont toujours à l'analyse. J'ai vu souvent, à la clinique, des femmes regardées comme bonnes nourrices, à la suite d'un examen microscopique, qui n'ont pu réussir à élever leurs propres enfants. J'ai vu le contraire arriver tout aussi souvent.

J'avoue que j'attache beaucoup plus d'importance, pour mon compte, et en cela je partage tout à fait l'opinion du docteur Maigne, à l'examen de l'enfant de la nourrice. Son état de santé, sa coloration, sa vie, l'état de son ventre, de sa tête et de ses membres inférieurs, me paraissent surtout propres à éclairer la question et à faire préjuger des qualités du lait de la nourrice.

Néanmoins, je suis bien loin de rejeter l'analyse microscopique; si je ne la regarde pas comme suffisante à elle seule pour éclairer la question, si je crois qu'on lui a donné trop d'importance dans les derniers temps, je la crois cependant fort utile dans bien des circonstances.

Composition du lait.

Le lait se compose de plusieurs substances distinctes, le caséum, qui fait la base des fromages, le sucre de lait et un grand nombre de sels. Toutes ces parties sont en dissolution, et elles tiennent en suspension une substance solide, la matière grasse ou butyreuse, qui constitue le beurre.

Toutes ces parties ne présentent à l'œil nu qu'un liquide blanc, plus ou moins consistant; mais, examinées au microscope, elles présentent une multitude de grains ronds, transparents, nageant dans un liquide. Ces globules sont constitués par la matière grasse du lait.

Globules laiteux sans mélange.

Figure 1.

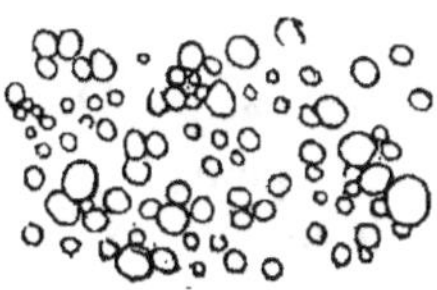

Telles sont les parties constituantes d'un lait pur; il faudra donc, en partant de cet examen, se méfier d'un lait qui contiendrait d'autres corps que les globules laiteux : sa pureté est plus ou moins altérée par la présence de ces corps.

Le lait qui présente cet aspect exige un examen particulier avant d'être accepté. Je m'occuperai plus tard de cette circonstance.

Des propriétés nutritives du lait, ou de sa richesse et de sa pauvreté.

Les globules du lait étant constitués par la partie grasse, nutritive du lait, on comprend que le nombre de ces globules doit représenter assez exactement la richesse du lait, d'autant plus qu'on est en droit de supposer que le caséum et le sucre sont dans les mêmes proportions que la partie butyreuse.

De plus, dans un lait riche, les globules sont assez volumineux, tandis que, dans le lait pauvre, ils sont petits et disséminés.

Le lait qui se présente sous ce dernier aspect est impropre à la nourriture de l'enfant, il ne lui fournit pas tous les éléments réparateurs, nécessaires à son développement.

L'enfant pâlit, ses chairs sont molles; et si ce lait pauvre est très-abondant (circonstance qui est assez propre à induire en erreur sur les qualités du lait), les digestions de l'enfant sont laborieuses, il est pris de diarrhée verdâtre; circonstance qui, comme on le sait, indique toujours un état de souffrance des voies digestives.

Maintenant il faut bien savoir aussi qu'un lait qui présente une trop grande quantité de globules, qui, en un mot, est trop riche, peut aussi être en disproportion avec les besoins de l'enfant auquel il est donné. Cette circonstance ne se présente pas ordinairement pour la mère qui nourrit son enfant : la nature, dans ce cas, a en général eu soin de mettre l'alimentation en rapport avec les besoins du nouvel être. Mais elle peut se présenter souvent pour les nourrices de campagne qui allaitent un enfant de la ville, dont la constitution, souvent délicate, n'est plus en rapport avec celle de sa nourrice, et cette circonstance se manifestera d'autant plus que le lait de la nourrice sera plus âgé.

La nature se charge, il est vrai, de parer en partie à cet inconvénient, en donnant à l'enfant la faculté de rejeter le surplus du lait qui n'est pas nécessaire à sa nutrition, et chacun sait que la plupart des enfants rejettent souvent d'assez grandes quantités de lait, sans en être incommodés. *Bien rejetant bien venant*, disent les nourrices. Il y a beaucoup de vérité au fond de ce proverbe, puisque les enfants ne rejettent que dans les cas où ils ont pris une trop grande quantité d'un lait riche; il reste dans l'estomac ce qui suffit amplement à leur alimentation.

Cependant quelques enfants, en petit nombre, ne sont pas doués de la faculté de rejeter le trop de lait qu'ils ont pris. Dans ce cas, les digestions sont laborieuses, les enfants sont pris de coliques, et rendent des garderobes verdâtres.

Lorsqu'on suppose que c'est cette circonstance qui détermine le mauvais état de l'enfant, ou si l'analyse microscopique est venue éclairer à cet égard, il faut régler les repas de l'enfant, éloigner les époques de l'allaitement, et ne laisser prendre à l'enfant que la quantité de lait qu'on croit lui être nécessaire.

Par ce moyen on arrivera à remédier aux effets de la trop grande richesse du lait. En effet, l'enfant aura tout le temps de digérer le lait qu'il aura pris; mais, de plus, on diminuera la richesse du lait par son séjour plus prolongé dans les seins.

Avant que les travaux de M. Péligot ne soient venus éclairer cette question, on pensait que le lait devenait d'autant plus épais, d'autant plus nutritif, qu'il séjournait plus longtemps dans les seins. Ce chimiste distingué a démontré tout le contraire, et il est facile de vérifier l'exactitude de ses recherches. En analysant le premier lait qui s'échappe du sein et celui qui est extrait le dernier, au moment où la nourrice le sent *monter*, on constatera que le lait devient d'autant moins épais qu'il a séjourné plus longtemps dans les seins.

Des altérations du lait.

Altération du lait par le colostrum.

Les qualités du lait constatées, il est important de s'assurer qu'il n'est altéré par aucun produit morbide, ni par la persistance des éléments du colostrum. *A priori*, le microscope permet de décider une question que l'état de l'enfant ne tarderait pas à éclairer.

Le lait n'est véritablement, définitivement constitué qu'après la fièvre de lait. Avant cette époque, ce liquide ne contient que des globules laiteux, plus ou moins bien formés, unis entre eux par une matière visqueuse; il contient aussi des corps granuleux.

Lait altéré par les éléments du colostrum.

Figure 2.

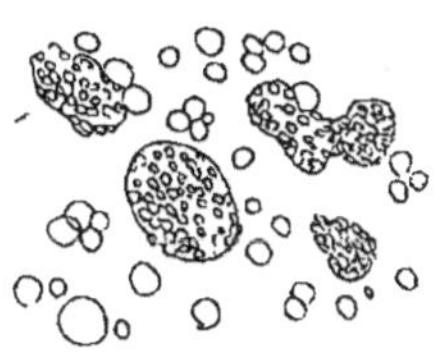

Le premier lait, ainsi constitué, possède une vertu purgative qui détermine, chez le nouveau-né, l'évacuation du méconium.

On comprend dès lors que si le lait, après avoir produit cet effet salutaire sur les organes digestifs de l'enfant, conserve, après la fièvre de lait, ses propriétés purgatives, la santé de l'enfant devra en être altérée.

Cette circonstance n'est pas cependant très-rare. Chez certaines femmes, le lait ne se dépouille jamais en totalité des éléments du colostrum; aussi voit-on les enfants dépérir à leur sein.

On devra donc rejeter la nourrice chez laquelle on rencontrerait ce genre d'altération, après la fièvre de lait. L'examen microscopique peut seul permettre dans ce cas d'éclairer la question *immédiatement*, car ce lait ne diffère en rien, à la vue, du lait le plus riche et le plus pur; en l'absence du microscope, l'état de l'enfant ne tarderait pas à révéler dans le lait cette persistance des éléments du colostrum. Il est sans cesse affecté de diarrhées séreuses et verdâtres, qui ne tarderaient pas à compromettre sa santé et sa vie même, si l'on ne se hâtait de substituer à ce lait altéré un lait de bonne nature.

Cette altération n'est quelquefois que passagère; elle peut être déterminée par un léger état de souffrance de la nourrice, et cesser au retour de la santé. Si l'on examine en effet le lait d'une très-bonne nourrice, à différentes époques de sa nourriture, on trouvera souvent ce genre d'altération dans son lait, et on observera que cette circonstance se lie toujours avec une altération momentanée de la santé de la nourrice, qui réagit aussi sur celle de l'enfant. J'ai pu bien souvent constater ce fait, qui n'a pas échappé à M. Donné, et je le crois de nature à tenir l'observateur sur ses gardes; car, dans ce cas, l'effet produit par cette altération momentanée n'exerce qu'une influence passagère sur l'enfant; elle est donc sans importance. Je dirai plus, elle peut quelquefois être utile en déterminant un léger relâchement du ventre.

Ce n'est donc que dans le cas où cette altération serait permanente que la nourrice doit être rejetée ou changée; mais, pour constater ce fait par l'analyse microscopique, il faudrait revenir souvent à cet examen, et on comprend tout ce que cela aurait d'incommode. Heureusement que, comme je l'ai dit, ces recherches qui sont utiles quand on choisit une nourrice qui a perdu son enfant, ne sont plus satisfaisantes que pour l'esprit, et ne servent qu'à se rendre compte du genre d'altération subi par le lait, quand la nourrice a son enfant; car, pour juger des qualités du lait dans le cours d'une nourriture, l'état de santé de la nourrice et celui de l'enfant permettent d'établir, bien plus sûrement que par tout autre moyen, si le lait convient ou non au nourrisson.

Altération par le pus.

Ce genre d'altération se rencontre dans les cas où la glande mammaire devient le siége d'abcès superficiels ou profonds : dans le premier cas, il est facile, avant l'ouverture de l'abcès, de soupçonner l'altération que cet accident a dû faire subir au lait; mais dans le second cas, quand l'abcès est profond, il peut influer sur les qualités du lait, avant qu'on ait soupçonné son existence, quoique cela soit fort rare : dans ce cas, l'analyse microscopique peut seule révéler la présence du pus dans le lait, et éclairer sur la cause qui altère la santé de l'enfant.

Lait mêlé de pus A et de colostrum B.

Figure 3.

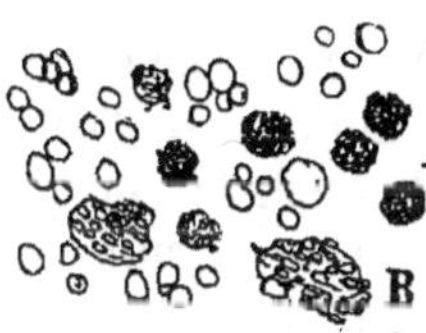

On remarque alors au milieu des globules laiteux qui sont réguliers dans leurs contours, transparents au centre, solubles dans l'éther et l'alcool, d'autres corps ayant tous la même dimension; ils sont irréguliers, comme frangés, et insolubles dans l'éther et l'alcool, tandis qu'ils sont dissous par l'ammoniaque qui ne peut dissoudre les globules laiteux, et colorés en jaune par le contact de l'eau iodée, qui n'a aucune action sur les globules laiteux (1).

Enfin, à ces globules de pus, à cause du mauvais état de santé de la nourrice, viennent se joindre les corps granuleux du colostrum B.

---

(1) Donné.

Les désordres produits dans la santé de l'enfant par une semblable altération du lait sont faciles à prévoir ; aussi est-ce une pratique sage, quand ces accidents se manifestent chez une mère nourrice, de faire cesser immédiatement l'allaitement par le sein affecté.

Et, dans l'intérêt de la mère, il ne faut pas croire, comme on le pensait autrefois, qu'il est indispensable d'exercer la succion sur un sein qui est le siége d'un travail inflammatoire. Certes, il est utile de prévenir l'engorgement de la glande, par la succion ; mais dès que cet engorgement a eu lieu, surtout quand un abcès s'est formé, la succion, loin de soulager la mère, ne ferait qu'aggraver les accidents, et je suis certain que le plus grand nombre des abcès qui se manifestent dans ces circonstances ne sont dus qu'à cette habitude si répandue de vouloir dégorger le sein enflammé.

Le sein doit être laissé en repos, et couvert de cataplasmes émollients que l'on a soin de renouveler très souvent, etc.

Des rapports de l'enfant à la nourrice.

Régler l'allaitement.

La plupart des nourrices, surtout celles qui sont abondantes en lait, ayant à honneur de faire un bel élève, si elles sont abandonnées à elles-mêmes, gorgent leur nourrisson à chaque instant du jour et de la nuit ; avec ce régime l'enfant prend quelquefois beaucoup plus d'embonpoint qu'on ne doit le désirer ; ses chairs sont molles, empâtées ; mais souvent aussi il est pris de diarrhées verdâtres, qui ne tardent pas à altérer sa santé.

Il est donc très-important, quel que soit l'âge de l'enfant, de distribuer régulièrement ses repas : ils doivent être assez éloignés l'un de l'autre, pour que la digestion ne soit pas troublée par l'arrivée d'une nouvelle quantité de lait dans l'estomac.

Mais, comme les besoins de l'enfant ne sont pas les mêmes aux diverses époques de la nourriture, cette méthode devra être modifiée suivant l'âge de l'enfant et suivant sa force : ainsi, dans les premiers jours qui suivent la naissance, l'enfant prend souvent une si petite quantité de lait chaque fois qu'on le présente au sein, qu'il est nécessaire de l'y présenter souvent : toutes les deux heures, par exemple. Pour les enfants d'un grand appétit, ou qui sont nés faibles, les repas doivent être encore plus rapprochés. Quant à la quantité de lait que l'enfant doit prendre, elle ne peut être déterminée ; l'enfant de lui-même se retire du sein quand il a suffisamment tété. Le plus ordinairement même il s'endort, quand son repas est terminé.

Comme on le pense bien, cette méthode ne peut pas toujours être observée ; ainsi, quand l'enfant dort, on ne le réveille pas quand l'heure de son repas est arrivée ; on attend qu'il se réveille, à moins cependant, comme je l'ai dit, que le sommeil ne se prolonge trop, auquel cas il faut le réveiller pour le présenter au sein ; de même quand l'enfant est souffrant, on n'a souvent d'autre moyen de calmer ses cris que de lui donner à téter.

Les six premières semaines écoulées, on commence à étendre les intervalles des repas. L'enfant souvent de lui-même ne manifeste ses besoins que toutes les trois ou quatre heures, surtout quand il trouve à chaque repas une quantité suffisante d'un lait nourrissant.

La nourrice doit-elle allaiter pendant la nuit ?

La plupart des femmes du monde qui nourrissent leur enfant ne sont pas assez fortes pour résister aux fatigues de l'allaitement, pendant le jour et la nuit ; la privation de sommeil ne tarderait pas à altérer leur santé et, par suite, à diminuer leur lait, et même à le faire perdre entièrement. Mais il n'en est pas de même de la nourrice : d'une constitution plus robuste, exempte des préoccupations de la vie, des soins domestiques, elle peut se reposer dans le jour bien plus facilement que la mère-nourrice. Aussi doit-elle, surtout dans les premiers jours qui suivent la naissance, allaiter l'enfant la nuit. Mais doit-elle au moindre cri de l'enfant lui présenter le sein ? Non, sans doute ; il faut exiger de la nourrice qu'elle ne donne à téter que deux ou trois fois par nuit ; le difficile est d'être obéi : la nourrice, à demi éveillée, trouve bien plus commode d'apaiser l'enfant en lui présentant le sein, que de supporter ses cris jusqu'à ce qu'il se rendorme, et l'enfant alors se réveille incessamment tout exprès pour téter, reste

3.

pendu toute la nuit au sein, tandis qu'il eût pris la salutaire habitude d'un sommeil régulier, si l'on avait pu obtenir de la nourrice qu'elle ne lui présentât le sein qu'à certaines heures de la nuit.

Malheureusement la mère ne peut éviter cet écueil qu'en surveillant elle-même pendant les premières nuits, ou en faisant surveiller par une personne de confiance, l'organisation de la nuit. Cette précaution est d'autant plus importante que la nourrice, qui laisse contracter à l'enfant l'habitude de téter toute la nuit, le couche presque toujours avec elle ; et il ne s'agit plus là d'une habitude qu'on peut à la rigueur tolérer, et chacun sait combien d'enfants ont péri ainsi étouffés par leur nourrice.

Il faut donc exiger que l'enfant soit couché dans son berceau ; menacer la nourrice de la changer, si elle garde l'enfant avec elle, et ne pas hésiter à accomplir cette menace, si on n'est pas obéi.

L'enfant jusqu'à cinq ou six mois ne doit être nourri exclusivement que de lait.

Une bonne nourrice peut, en général, suffire à la nourriture d'un enfant jusqu'à cinq à six mois ; celle qui sera moins abondante en lait devra y suppléer en donnant à l'enfant une certaine dose de lait de vache, coupé avec de l'eau pure, bien préférable, selon moi, à la décoction de gruau. Bien entendu que ce lait devra être d'autant moins coupé que l'enfant sera plus avancé en âge.

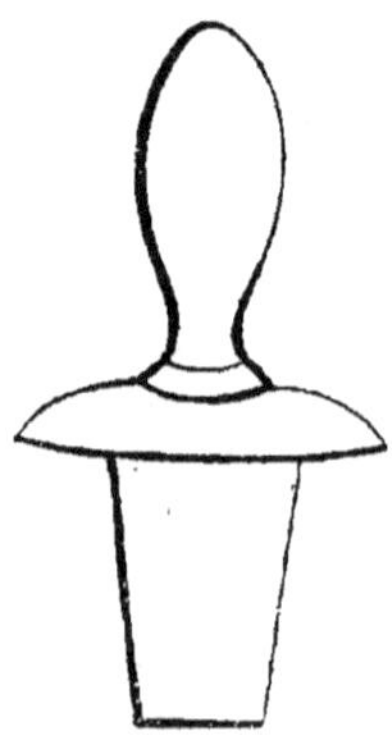

Les boissons peuvent être données à l'enfant en le faisant boire au verre ou à l'aide de biberons, que je préfère à l'usage du verre. Les plus faciles à entretenir propres doivent être préférés. Celui qui m'a paru jusqu'à ce jour le plus commode n'est autre qu'une espèce de bec de flageolet en ivoire, monté sur un bouchon, qui peut se placer sur toute espèce de flacon. Il se trouve chez tous les tabletiers et est inaltérable. On peut encore se servir avec avantage de ceux de Darbo et de Charrière.

A quelle époque l'enfant doit-il commencer à manger ?

Ce n'est que vers cinq à six mois qu'il convient de commencer à faire manger l'enfant. Cependant, si le lait de la mère ou celui d'une nourrice à laquelle on devrait, sous tous les autres rapports, tenir beaucoup, était insuffisant pour alimenter l'enfant, malgré l'addition du lait de vache, on pourrait lui donner, dès l'âge de trois mois, des bouillies légères, préparées avec la farine cuite au four, etc., et données deux fois par jour. Quant à la quantité, elle peut être évaluée chaque fois à la contenance d'une petite soucoupe de tasse à café.

A cinq à six mois donc on peut commencer à faire manger les enfants, en y mettant une certaine réserve ; mais si avant cette époque, dans la vue de les rendre vigoureux et rebondis, on les empâte de soupes épaisses et copieuses, on les expose aux accidents les plus graves : les convulsions et la gastro-entérite.

Cette dernière affection, qui est la conséquence la plus immédiate de cet excès de nourriture, peut en peu de jours, en peu d'heures même, quand la diarrhée est abondante, amener la mort.

Quels doivent être la nature des aliments et l'ordre des repas ?

Pour tracer à ce sujet une règle de conduite, aussi exacte que possible, je vais prendre l'enfant à cinq à six mois, bien portant, et successivement examiner le régime alimentaire auquel il doit être soumis de mois en mois, jusqu'au sevrage, en modifiant ce régime suivant la force et la constitution du sujet et celle de ses parents.

De cinq à sept mois, deux petits potages au lait clairs doivent suffire. On emploiera pour ces potages alternativement la fleur de farine de froment cuite au four, la crême de riz, la fécule de pommes de terre, l'arow-root, la biscotte. Dans le cas où l'enfant serait trop relâché, on insistera sur la crême de riz ; dans le cas contraire, sur la fécule ; quand l'enfant, légèrement indisposé, pourra cependant prendre des aliments, l'arow-root, plus léger, conviendra mieux à son estomac.

Si l'enfant, né de parents d'une constitution sanguine et bilieuse participe lui-même à cette constitution, autant que cela se peut chez un enfant, où la prédominance lymphatique existe presque toujours, on s'en tiendra au régime lacté. Si, au contraire, l'enfant était issu de parents chez lesquels le tempérament lymphatique serait plus ou moins prononcé, il faudrait, dès cette époque même, introduire dans son alimentation l'usage du bouillon et des jus de viandes.

Mais les enfants de cet âge ont, en général, une très-grande répugnance pour ces sortes d'aliments, et presque toujours on se voit forcé, pour les y habituer, de mélanger au lait sucré une petite quantité de bouillon qu'on augmente chaque jour jusqu'à ce qu'on arrive au bouillon pur. Ce moyen m'a constamment réussi.

De sept mois jusques et après le servage on pourra faire aussi usage de la semoule, du vermicelle, et sur les trois petits potages que pourra prendre l'enfant, un ou deux, suivant les aptitudes de son estomac, devront être au bouillon. De la mie de pain trempée dans du jus de viandes rôties pourra remplacer avec avantage un de ces potages gras. Il en est de même de la gelée de viandes.

Un peu d'eau rougie sucrée, dans laquelle on fait tremper un peu de pain, constitue un aliment tonique qui ne peut qu'être utile à l'enfant. Cet aliment, qui peut très-bien remplacer le potage du milieu du jour, a cela d'avantageux aussi qu'il est facile à transporter à la promenade.

Du régime de la nourrice.

Si le régime à faire suivre à l'enfant demande toute la sollicitude du médecin et toute celle des parents, celui de la nourrice n'est pas moins important pour l'enfant.

Du choix des aliments.

On attachait autrefois une très-grande importance à ce qu'une nourrice ne prît pas tel et tel aliment : les crudités, la salade, les fruits, etc., et ces substances étaient tout à fait proscrites. Cet excès était aussi blâmable que celui tout contraire dans lequel sont tombés quelques auteurs modernes, qui, niant, contre l'évidence, l'influence de certaines substances sur le lait, et, par suite, sur l'état physique de l'enfant, en permettent indistinctement l'usage. *Tout aliment, quel qu'il soit, bien digéré*, disent-ils, *convient à la nourrice ;* mais convient-il au nourrisson? Ne voit-on pas tous les jours l'enfant être pris de coliques toutes les fois que sa nourrice a pris tel ou tel aliment qu'elle digère cependant très-bien. C'est un fait si facile à observer, si commun, qu'il faut vraiment pour avancer le contraire avoir eu bien peu l'occasion d'observer l'enfant au berceau.

J'acquiers chaque jour la conviction que le choix des aliments n'est pas indifférent ; mais quelles substances doivent être préférées? Celles qui conviennent à l'enfant. Quelles autres doivent être proscrites? Celles qui lui causent du malaise. C'est une étude à faire. La mère ne doit s'en rapporter qu'à elle pour cette appréciation, et jusqu'à ce qu'elle soit faite, on pourra permettre à la nourrice de faire usage de tous les aliments qui constituent le régime habituel du pays où on se trouve, sans en excepter l'usage modéré de la salade et des fruits.

De même, en consultant les goûts ou les habitudes de la nourrice, on lui permettra l'usage du vin, de la bière, du cidre, de l'eau même.

L'important est qu'elle ne fasse pas un usage exclusif de tel aliment qui ne se présente sur nos tables qu'exceptionnellement, et qu'elle mange avec modération. Aussi, à ce sujet, on ne saurait trop s'élever contre l'habitude de certaines maisons opulentes, où, dans l'intention de donner aux nourrices un lait plus substantiel et plus nourrissant, on les soumet à un régime trop succulent, on excite leur appétit par la variété et l'excellence des mets.

Ces femmes, habituées à une vie sobre, souvent à une vie de privations, surchargent leur estomac et nuisent à leur santé.

Des évacuations des nourrices.

La nourrice qui passe d'une vie active au grand air à une

vie sédentaire au centre d'une ville est souvent exposée à de la constipation, ou à un relâchement intestinal. Quelquefois aussi ce changement d'existence détermine chez elle le retour des règles. Il est fort important d'être éclairé à cet égard, ces conditions étant de nature à influer sur la santé de l'enfant. Mais peut-on s'en rapporter seulement aux renseignements fournis par la nourrice? La crainte de perdre une bonne condition, celle de se séparer d'un enfant auquel elle s'est attachée, l'engageront le plus souvent à ne pas rendre un compte exact de sa santé.

Il faut cependant, sans affectation, tâcher d'obtenir d'elle quelques renseignements; mais il ne faut pas s'en tenir là; l'examen des garderobes, celui des urines et du linge fourniront des instructions bien plus utiles.

De la promenade de l'enfant et de la nourrice et de la surveillance à exercer sur elle.

Dès les premiers jours qui suivent la naissance, si la température le permet, il faut sortir l'enfant chaque jour pendant plusieurs heures. Cet exercice est aussi très-nécessaire à la nourrice. Si la saison est mauvaise, on attendra que l'enfant ait dépassé les premières semaines avant de l'exposer à l'air; mais, ce temps accompli, il faudra, même en hiver, quand la température ne sera pas trop rigoureuse, le sortir encore pendant quelques instants chaque jour. L'exposition à l'air, au soleil surtout, en ayant soin de couvrir la tête de l enfant d'un petit chapeau de paille, lui est nécessaire.

Dans le cas où une indisposition de l'enfant s'opposerait pendant plusieurs jours à sa promenade, il faudrait que la nourrice prît l'air pendant quelques instants. Mais doit-on livrer à elle-même la nourrice pendant les promenades? Cela ne me paraît pas prudent: la nourrice dans laquelle on a le plus de confiance ne doit jamais être perdue de vue. Elle devra être accompagnée à la promenade par une personne sûre. Dans l'intérieur de la maison, au contraire, elle doit être libre; il ne faut pas, en la gardant avec soi dans les appartements, l'astreindre à une contrainte si peu en rapport avec ses habitudes; l'ennui ne tarderait pas à altérer son humeur et sa santé elle-même. Il faut, au contraire, qu'elle puisse s'égayer à sa manière avec les autres domestiques.

Il est facile de lui laisser à cet égard une apparente liberté qui la satisfera, sans cesser cependant d'exercer sur elle une surveillance active.

Des rapports des maîtres avec la nourrice.

Il est bien difficile de tracer d'une manière précise la conduite que l'on doit tenir à l'égard des nourrices, les habitudes de chaque maison étant extrêmement variables. On ne peut poser que quelques principes desquels il ne faut jamais s'écarter, si l'on veut conserver la paix intérieure.

La première condition est de donner à la nourrice un gage raisonnable, et cependant assez peu élevé, pour qu'on puisse l'augmenter de temps en temps, si on est satisfait d'elle.

La seconde, c'est de lui bien persuader dès le début que vous ne redoutez pas pour votre enfant le changement de nourrice, afin qu'elle ne se croie pas indispensable.

La troisième, de lui rendre la vie aussi douce que possible et de ne pas se montrer d'abord trop indulgent pour être ensuite forcé à la sévérité.

Avec ces précautions, il est rare qu'une nourrice d'un bon caractère ne soit pas satisfaite de ses maîtres, et qu'elle ne les contente pas aussi.

Conseils à donner à la nourrice par rapport à elle et à l'enfant qu'elle allaite.

La nourrice ne doit pas confier son enfant, pour l'allaiter, à une femme étrangère, dont l'état de santé ne lui est pas bien connu ; car l'enfant peut être infecté par le contact du sein d'une femme infectée.

De même elle ne devra pas donner le sein à un enfant étranger, dont la santé serait douteuse, dans la crainte d'une infection communiquée par la bouche de l'enfant.

En vain on niera la possibilité de la transmission du virus de l'enfant à la nourrice, je n'en demeurerai pas moins convaincu que le fait est possible : quelques pages plus bas

(p. 120), à l'article *allaitement artificiel*, on en trouvera un exemple des plus frappants.

Les nourrices, dans les moments où elles ne donnent pas à téter, placent souvent sur leurs seins de petites bouteilles plates, destinées à recevoir le lait qui s'écoule et à préserver les vêtements.

Ce moyen a des inconvénients qu'il est bon de signaler : cette bouteille s'échauffe bientôt par le contact du sein, fait l'office d'une ventouse et favorise l'écoulement d'une assez grande quantité de lait, et cette perte a lieu au détriment de l'enfant et de la nourrice. Des serviettes placées en plusieurs doubles sont préférables.

Des principaux accidents qui peuvent mettre dans l'obligation de changer de nourrice.

Indépendamment de la quantité du lait, de sa qualité, de la santé générale de la nourrice et de ses qualités morales, il est d'autres causes spéciales qui peuvent obliger à changer de nourrice.

Les crevasses ou gerçures des seins, l'engorgement qui en est si souvent la conséquence, le retour des règles, la leucorrhée ou écoulements blancs, enfin l'état de grossesse.

Des crevasses ou gerçures du mamelon.

Les crevasses sont l'écueil contre lequel vient échouer si souvent la tendresse maternelle.

La mère qui en est affectée est bien souvent obligée de cesser l'allaitement, tant à cause des douleurs intolérables que lui fait éprouver la succion, qu'à cause des engorgements des seins, qui surviennent si souvent à la suite des crevasses, et surtout aussi à cause du dépérissement de l'enfant.

En effet, la souffrance de la mère altère sa santé, et par suite son lait perd ses bonnes qualités, et, de plus, les efforts de succion que l'enfant est obligé d'exercer pour extraire du sein un lait pauvre, déterminent souvent du muguet. Joignez à cela que l'enfant avale avec le lait le sang qui s'écoule des crevasses ; que ce sang est rejeté avec le peu de lait que l'enfant a pu extraire du sein, ou bien que ce sang trouble la digestion, et détermine une entérite plus ou moins grave. Toutes ces causes, quand bien même la mère pourrait surmonter ses souffrances, doivent mettre souvent dans l'obligation de lui interdire l'allaitement de son propre enfant.

A plus forte raison, si ces accidents arrivent à une nourrice, ce parti doit-il être pris.

Du retour des règles.

Le retour des règles est favorisé, chez les nourrices de campagne, par le changement de climat, de nourriture et d'habitudes. Il est donc possible de prévenir cet accident, en tâchant de rapprocher, autant que possible, le régime de la nourrice de celui qui lui était habituel. J'ai tracé plus haut la conduite à tenir à cet égard.

Mais si, malgré ces précautions, la nourrice voyait ses règles reparaître à chaque époque, devrait-on dans tous les cas donner un autre lait à l'enfant ? Il arrive quelquefois que le retour des règles n'exerce aucune influence sur les qualités du lait, et qu'alors la santé de l'enfant n'est nullement influencée par cette circonstance ; mais il est certain que, le plus ordinairement, le retour des règles détermine, tout au moins pendant l'époque menstruelle, de mauvais effets sur la santé de l'enfant : les digestions sont laborieuses, les déjections verdâtres accompagnées de coliques, et si après ce temps l'enfant reprend sa santé habituelle, il faut bien convenir aussi que ces dérangements périodiques des fonctions digestives peuvent finir par altérer sa santé et doivent, par conséquent, éveiller la sollicitude des parents.

C'est donc l'état de l'enfant, comme en tant d'autres circonstances, qui pourra permettre de trancher la question.

De la leucorrhée.

Les nourrices affectées de pertes blanches, surtout quand ces pertes sont abondantes, fournissent rarement un lait abondant et de bonne qualité; cela dépend-il, comme le pense le vulgaire, de ce que le lait s'écoule en nature par cette voie? Certainement non; mais au fond de cette pensée il y a à mon sens beaucoup de vrai.

Car on observe, chez presque toutes les femmes affectées d'écoulements blancs, que le lait diminue en proportion de l'abondance de l'écoulement, *et vice versâ*. Cet écoulement, s'il n'est pas constitué par le lait lui-même, n'est produit qu'aux dépens d'une portion des matériaux qui auraient dû servir à former le lait. Il y a donc là une espèce de dérivation nuisible aux fonctions de la glande mammaire, qui doit faire redouter ces écoulements blancs.

Mais ce n'est pas tout : la nourrice affectée de ces pertes ne jouit pas en général d'un état de santé favorable à l'enfant; cette raison, quand elle existerait seule, nécessiterait le changement de la nourrice.

Là encore ce sera la santé de l'enfant qui devra servir de guide.

De l'état de grossesse.

La femme qui nourrit est bien moins apte qu'une autre à devenir enceinte; cependant cette règle souffre de nombreuses exceptions. Aussi faut-il exercer sur la nourrice sur lieu une surveillance active, et doit-on aussi chercher à s'enquérir de l'état de celle qui habite avec son mari.

En effet, l'état de grossesse est une contre-indication formelle à l'allaitement; et, quoiqu'on ait vu des femmes continuer de nourrir avec succès à un terme avancé, ce ne sont là que des exceptions très-rares. Le plus ordinairement, dès que la nourrice est enceinte, le lait tarit et acquiert des qualités nuisibles, inappréciables à l'analyse microscopique, mais qui se révèlent par les fâcheux effets qu'elles produisent sur la santé de l'enfant. Cette circonstance se manifeste trop souvent pour être révoquée en doute.

La nourrice devenue grosse devra donc cesser immédiatement l'allaitement.

CHAPITRE V.

De l'allaitement artificiel.

C'est un usage reçu, dans certaines contrées, de ne nourrir les enfants qu'au biberon, et si cet usage se perpétue, c'est que ce mode d'alimentation fournit des résultats avantageux. On comprend très-bien que, bien que l'allaitement artificiel ne puisse jamais être aussi avantageux que l'allaitement naturel, qui fournit à l'enfant une alimentation en rapport avec ses besoins, appropriée à ses facultés digestives et toujours à la même température, il puisse cependant, dans des conditions particulières, remplacer assez avantageusement ce dernier.

Ainsi, un enfant né à la campagne, de parents robustes, placé au milieu des conditions hygiéniques les plus favorables, qu'on alimente avec un lait non altéré, peut parfaitement s'élever.

Mais en peut-il être de même de nos enfants de la ville, privés d'air, de soleil, et auxquels on ne donne le plus ordinairement qu'un lait impur ? Non, sans doute ; aussi cette méthode d'allaitement doit-elle être proscrite dans nos villes, à moins de circonstances qui contre-indiqueraient formellement l'allaitement naturel.

Ainsi, si l'enfant naissait infecté d'un vice contagieux, je regarderais comme un devoir à sa mère de le nourrir, ou, dans le cas où cela ne lui serait pas possible, de l'élever avec le lait des animaux.

En effet, quoi qu'on en dise, le nourrisson peut communiquer à la nourrice le virus dont il est infecté. J'en ai vu plusieurs exemples sous les yeux, je me contenterai d'en citer un.

Une femme fort bien portante accouche à la clinique ; nous pûmes constater, lors de son accouchement, que son état sanitaire était très-satisfaisant. Relevée de couches, elle est choisie comme nourrice par une femme de la ville ; l'enfant paraissait très-sain, mais la mère portait des traces non équivoques d'une affection syphilitique.

La malheureuse nourrice, de belle et florissante qu'elle était, revint au bout d'un mois à la clinique, portant aux seins les preuves certaines de l'affection qui lui avait été communiquée, affection qui déjà avait fait de tels ravages dans l'économie, que cette pauvre femme était presque méconnaissable.

Près d'une année elle fut soumise aux traitements spécifiques, sortit enfin guérie, mais dans un état de santé qui la condamne à traîner pour le reste de ses jours une existence malheureuse.

A quel lait dans ce cas faut-il donner la préférence ?

Le lait d'ânesse, par sa constitution, se rapproche le plus de celui de femme ; aussi, à ce titre, devrait-il être préféré ; mais la difficulté qu'on éprouve à se le procurer dans certaines localités fait donner la préférence à celui de chèvre ou de vache.

Dans tous les cas, le lait, dans les premiers jours, ne doit jamais être donné pur ; il doit être coupé avec moitié eau très-sucrée, et à une température de 28 à 30 degrés. Ce lait doit être du même animal autant que possible ; il doit être conservé dans un endroit frais, sans avoir été bouilli, et ne doit être chauffé et mélangé à l'eau qu'au fur et à mesure des besoins de l'enfant. Celui qui resterait dans la bouteille, parce qu'il n'aurait pas été pris par l'enfant, devrait être jeté et le flacon bien lavé ; en effet, ce lait ne tarderait pas à s'aigrir et à communiquer un mauvais goût au vase, et s'il était donné à l'enfant, il agirait d'une manière fâcheuse sur les organes digestifs.

La quantité de lait est variable, suivant les besoins de l'enfant, et elle augmente en raison de son âge ; il est bien difficile de la déterminer exactement. Cependant, en général, trois verres de lait doivent suffire dans les vingt-quatre heures, pendant le premier mois, et six pendant le second ; bien entendu qu'on diminuera progressivement la quantité d'eau jusqu'au deuxième mois, époque à laquelle le lait doit toujours être donné pur ; souvent, dès cette époque, les besoins de l'enfant réclameront un ou deux petits potages au lait par jour. Enfin on se conduira, pour le reste de l'alimentation, comme dans le cas où l'enfant est allaité au sein.

Vers six semaines à deux mois, époque à laquelle l'enfant peut prendre le lait pur, on peut avec avantage le faire allaiter par une chèvre, à laquelle on administrerait les substances médicamenteuses nécessaires au traitement de l'enfant.

Quant au traitement anti-syphilitique, c'est ainsi qu'il devrait être réglé : pendant les deux premiers mois, l'enfant prendrait dans les vingt-quatre heures un demi-centigramme de proto-iodure de mercure dissous dans quinze grammes d'eau distillée; une cuillerée à café de cette solution serait administrée à l'enfant dans chaque bouteille de lait coupé.

Après le deuxième mois, la dose de proto-iodure serait élevée à un centigramme et continuée ainsi jusqu'à l'âge d'un an.

CHAPITRE VI.

De quelques soins indispensables à la santé de l'enfant.

Du sommeil des enfants et de toutes les précautions qui s'y rattachent.

J'ai déjà indiqué plus haut (page 18), à l'occasion du sommeil de la nourrice, les moyens de favoriser chez l'enfant l'habitude d'un sommeil paisible et régulier, si nécessaire à l'entretien de sa santé. L'importance de ce sujet m'oblige d'y revenir encore dans ce chapitre.

Composition du berceau.

Le berceau de l'enfant nouveau-né sera choisi de préférence en fer, si cela est possible, et dans tous les cas il devra être garni intérieurement d'une étoffe piquée épaisse, destinée à amortir les résistances que la carcasse du berceau pourrait offrir à l'enfant, dans ses mouvements.

Cette garniture a aussi le grand avantage de le protéger du froid; mais elle doit être mobile et en étoffe pouvant se laver, afin d'être changée de temps en temps.

Le fond du berceau sera garni d'un grand coussin en fougère, sur lequel on placera sur le même plan, à côté les uns des autres, trois petits paillassons remplis de balle d'avoine. Par ce moyen celui qui est placé au milieu se mouille presque seul; de plus, sa dimension permet de le faire sécher bien plus promptement que si les trois paillassons supérieurs étaient réunis en un seul, et l'enfant ne repose pas sur une couche de balle d'avoine imprégnée dans sa totalité par ses urines séchées.

Cependant on comprend que les paillassons des extrémités, quoique moins sujets à être mouillés, doivent être aussi exposés chaque jour à l'air et au soleil. Il sera donc nécessaire d'avoir au moins un change complet de petits paillassons. Enfin, la tête reposera aussi sur un petit oreiller rempli de balle d'avoine, et la plume sera proscrite rigoureusement; elle échauffe la tête de l'enfant et l'expose aux congestions cérébrales. Dès que l'enfant a contracté des habitudes de propreté, on remplace les paillassons par un coussin et un oreiller de fougère; le lit ainsi constitué présente un plan résistant favorable au développement régulier de la taille de l'enfant, ne l'échauffe pas et ne favorise pas par conséquent des habitudes nuisibles à sa santé. Dans le même but, quel que soit l'âge de l'enfant, il devra toujours être couché les bras hors du lit, non pas que cette précaution soit nécessaire pour l'enfant au maillot, mais parce que, devant être indispensable plus tard, il faut de prime abord en faire contracter l'habitude, si l'on veut réussir. Les bras et la poitrine seront donc recouverts, suivant la saison, de vêtements plus ou moins chauds. Enfin, l'enfant ne devra jamais être laissé seul dans son berceau quand il est endormi, à plus forte raison s'il veille.

C'est à l'aide de ces précautions minutieuses, assujettissantes, qu'on parvient à s'opposer au développement d'habitudes qu'aucun moyen ne peut déraciner, une fois qu'elles sont contractées, qui vouent l'enfant à une vie misérable et languissante et qui font le désespoir des parents; c'est à prévenir que doivent tendre tous les efforts. A quoi bon plus tard l'usage du microscope pour constater, par l'examen des urines, si l'enfant a des habitudes qui ne se décèlent que trop bien sans microscope et que le microscope ne peut guérir?

Ces détails pourront paraître trop minutieux à certains esprits; mais les jeunes médecins consultés journellement par les mères apprécieront toute l'importance de ces conseils, dans ces circonstances qui sont de nature à les embarrasser, parce qu'elles sont en dehors de leurs études habituelles.

Le berceau devra aussi être garni de rideaux et placé en face du jour, pour satisfaire à cette crainte si généralement exprimée, que le jour reçu indirectement fait loucher l'enfant.

L'enfant ne doit dormir que dans son berceau.

Beaucoup de nourrices, de mères surtout, ne placent l'enfant dans son berceau que lorsqu'il s'est endormi au préalable sur les genoux ; cette habitude est nuisible à la santé de l'enfant et en outre le rend exigeant. Si j'insiste pour qu'aucun soin, aucune fatigue ne soit ménagée quand cela importe à la santé de l'enfant, je m'élève aussi contre les complaisances tout au moins inutiles, si elles ne lui sont pas nuisibles, et qui assujettissent les mères, les nourrices, les bonnes, à un esclavage, à des fatigues continuelles.

Ainsi l'enfant bien endormi sur les genoux, échauffé par la chaleur du corps, se réveille dès qu'il est posé dans son berceau ; le changement de température contribue encore à le réveiller et à le maintenir éveillé, et on le reprend de nouveau pour le rendormir ; bienheureux si ce manége ne se prolonge pas fort avant dans la nuit !

Il vaut bien mieux placer, dès les premiers jours, l'enfant tout éveillé dans son berceau, et l'y surveiller tout en s'occupant d'autres choses ; et l'habituer à s'y endormir au bruit, ou à s'y tenir éveillé jusqu'à ce que le sommeil arrive.

Rien n'est plus facile si l'enfant se porte bien, rien ne serait plus utile si son état de santé était moins satisfaisant. Mais il faut bien convenir que, dans ce dernier cas, les raisonnements, les règles les plus sages ne peuvent être suivies ; on fait comme on peut pendant la maladie, et l'on revient petit à petit aux bonnes habitudes, si cela est possible, quand la santé revient.

Une autre circonstance s'oppose encore à la rigoureuse exécution de ces conseils.

Les enfants s'endorment souvent au sein, et dans ce cas il faut bien les déplacer pour les coucher ; à moins cependant qu'on ne prenne le parti de ne donner le sein à l'enfant que lorsqu'il est posé dans son lit, ce qu'une femme de mes clientes fut obligée de faire pour rompre cette habitude.

Son enfant s'endormait toujours au sein, et se réveillait dès qu'on le posait dans son berceau ; si bien que la pauvre mère, quoique exténuée de fatigue, se résignait à le conserver sur ses genoux pour qu'il pût dormir. Cet état de choses ne pouvait durer.

J'engageai cette dame à s'astreindre pendant quelques jours à ne donner le sein à l'enfant qu'après l'avoir placé dans son berceau; il cria, refusa le sein; mais bientôt il prit le parti d'accepter les consolations qui lui étaient offertes et s'endormit en tétant.

L'habitude une fois rompue, comme cette attitude de la mère était fort gênante, elle donna le sein à l'enfant en le plaçant sur un des coussins posé sur ses genoux, et une fois endormi elle le transportait ainsi dans son berceau; tous ces petits soins furent couronnés d'un plein succès.

Les enfants se plient, en général, avec une merveilleuse facilité à la volonté de ceux qui les élèvent; aussi on leur épargnera d'autant plus de chagrin qu'on les assujettira de meilleure heure à toutes ces exigences. Mais si on faiblit dès le début, on se prépare, ainsi qu'aux enfants, une foule d'inconvénients.

Il est possible à un âge peu avancé de rentrer dans la bonne voie, mais on n'y réussira qu'avec bien plus de peine, en causant aux enfants bien plus de chagrins que si on s'y était pris de prime abord.

En effet, il suffira, pour faire prendre à l'enfant l'habitude de dormir dans son berceau, dès sa naissance, de le laisser crier un jour ou deux au moment du coucher; tandis que, pour l'y habituer plus tard, plusieurs jours sont nécessaires; et peu de mères peuvent tenir contre les cris, le désespoir de leur enfant, renouvelé si souvent, et quelquefois longtemps prolongé.

Du sommeil pendant le jour.

Le sommeil du jour est fort utile aux jeunes enfants jusqu'à un certain âge, dix-huit à vingt mois, par exemple, et on doit d'autant plus le favoriser que le sommeil ne prive pas l'enfant de la promenade du milieu du jour qui lui est si nécessaire; car, à cet âge, il dort très-bien en plein air.

Mais, plus tard, il passe le moment de la promenade à dormir à la maison, et se trouve privé, dans les saisons où on ne peut profiter, pour la promenade, que de quelques heures du jour, des effets salutaires de cette promenade. En outre, un séjour trop prolongé au lit ne développe pas leurs forces, et les prive pour la nuit d'un bon sommeil. C'est, en général, vers deux ans et demi que cette habitude peut être rompue.

Coucher les enfants de bonne heure et ne pas les exciter avant le sommeil.

Je terminerai en insistant sur la nécessité de coucher les enfants de bonne heure, à sept ou huit heures du soir jusqu'à l'âge de trois ou quatre ans, et à huit ou neuf jusqu'à sept ou huit ans, et d'éviter avant le sommeil tout ce qui peut les exciter ; les jeux doivent cesser quelque temps avant de procéder à la toilette de nuit, sans quoi le sommeil sera long à venir, et il sera moins calme.

Des bains, de la toilette et des soins de propreté.

Il est fort important de laver les enfants avec soin et surtout au moment de les coucher ; ce soin contribue à l'entretien de leur santé, et évite les démangeaisons, qui sont si souvent l'origine des mauvaises habitudes.

Ces lavages, dans les premières semaines, doivent être faits à l'*eau tiède* pour toutes les parties du corps. Peu à peu on fera usage d'eau froide pour celles qui sont en général exposées à l'air extérieur, en ayant soin, toutefois, d'attendre que la moiteur de la peau soit passée. Mais, pour les autres, elles devront être lavées à l'eau dégourdie en hiver. Dans les pays septentrionaux, on fait un usage exclusif de l'eau froide; cette méthode peut être sans inconvénients pour les enfants forts, et encore pas toujours, mais elle est certainement pernicieuse pour les enfants nés faibles.

Tous les enfants soumis à ce régime sont forts, dit-on; sans doute il fallait qu'ils le fussent pour le supporter, et alors ce régime a fini par leur porter profit; mais on ne parle pas de ceux que cet usage a fait succomber.

L'usage fréquent des bains leur est aussi très-favorable; il est bon de les y habituer dès les premières semaines, aussi bien à cause de l'influence favorable qu'ils exercent sur l'enfant, que pour les y accoutumer, ce qui est fort important. En effet, on se ménage ainsi une ressource précieuse en cas de maladie, ressource dont on est tout à fait privé si l'enfant craint l'eau ; car ses cris, son agitation, neutralisent l'effet du bain, souvent même ils aggravent la maladie à laquelle on veut remédier par le bain.

Ici, bien plus encore que pour les lotions, je condamne l'eau froide, à moins que le bain ne soit pris à l'eau courante, et lorsque l'enfant a dépassé quatre ou cinq ans. Le bain, dans ce cas, ne doit pas se prolonger au delà d'un quart d'heure. Mais, avant cette époque, l'enfant ne doit être plongé que dans un bain à la température de 25 à 30 degrés centigrades et n'y rester que cinq à six minutes, si le bain est donné chaque jour, comme cela est d'usage dans beaucoup de familles, un quart d'heure si le bain n'est pris qu'une ou deux fois la semaine.

Dans tous les cas, je donnerais la préférence au bain du soir, avant le dernier repas. Il calme l'enfant avant son sommeil ; cette précaution est surtout importante dans les mauvais temps, car souvent on n'exposerait pas les enfants, sans inconvénient, à un air extérieur, humide ou froid, au sortir du bain. C'est cependant ce qui aurait lieu si le bain était pris le matin, à moins qu'on ne prive l'enfant de la promenade qui lui est si salutaire.

Des coupures de la peau.

Les enfants gras, et qui ont la peau fine, se coupent dans les plis de la peau ; il faut, dans ce cas, ne faire usage d'aucun corps gras, cérat ou autres ; les ablutions fréquentes à l'eau de guimauve et la poudre de lycopode sont bien préférables.

On évite quelquefois ces accidents au col de l'enfant, en lui faisant porter un petit collier à gros grains très-rapprochés les uns des autres.

Des garde-robes et des lavements.

Les garde-robes des enfants bien portants sont jaunes, bien liées et légèrement consistantes ; elles se renouvellent en général deux ou trois fois dans les vingt-quatre heures dans le premier âge.

Des grumeaux blancs de lait caillé non digéré, et surtout la coloration verte des matières, indiquent un état de souffrance de l'enfant.

La fréquence, la liquidité des selles, leur fétidité, sont autant de circonstances qui doivent aussi éveiller la sollicitude.

Il en est de même de la constipation.

La coloration verdâtre, qui se lie presque toujours à la liquidité des selles, peut dépendre d'une alimentation artificielle de mauvaise nature ou trop substantielle. Elle peut résulter aussi d'une foule d'incommodités de la nourrice, du retour prématuré des règles, et surtout de l'altération du lait, quelle qu'en soit la cause.

Si les selles verdâtres sont peu liquides et peu abondantes, si surtout cet état n'est que passager, et ne se renouvelle pas souvent, il suffira de réduire un peu l'alimentation pendant ce temps, et d'administrer à l'enfant quelques petits lavements.

Mais si la diarrhée était abondante, l'enfant devrait se contenter exclusivement du sein ; toute alimentation étrangère devrait être supprimée. On fera usage de cataplasmes sur le ventre, de petits lavements à l'eau de guimauve seulement ou avec un peu d'amidon, une demi-cuiller à café; mais l'usage de la décoction de tête de pavots, et le laudanum, à plus forte raison, devra être proscrit.

Les opiacés peuvent, à cet âge, déterminer des congestions cérébrales.

La diète ne devra pas être rigoureuse, absolue ; les boissons délayantes qui suffiraient à un adulte, en pareil cas, seraient tout à fait insuffisantes pour l'enfant.

La diète lui ferait souvent plus de mal que la maladie elle-même. Dans aucun cas l'enfant ne devra être tout à fait privé du sein. Seulement on éloignera un peu ses repas.

Enfin, il faudra s'assurer si cette altération dans la santé de l'enfant ne dépend pas de celle de la nourrice. Si rien chez elle ne peut expliquer cette diarrhée, et si elle persiste malgré les remèdes que je viens d'indiquer, il faudra craindre que cette disposition de l'enfant ne soit entretenue par un état particulier et inappréciable du lait de la nourrice, et recourir, pour s'éclairer, à un changement de lait.

Il suffit souvent de cette précaution pour faire cesser tous les accidents; elle indique alors la conduite à suivre ultérieurement.

La constipation, quoique plus rare que la diarrhée, se rencontre souvent dans les premiers jours qui suivent la naissance. Une cuillerée à café de sirop de chicorée, donnée pure ou dans un peu d'eau sucrée, suffit pour vaincre cette incommodité.

Plus tard, quand elle se manifeste, le même moyen peut être employé avec succès; on y adjoindra avec avantage le choix des aliments; quant aux lavements, il faut en user avec réserve, dans la crainte d'y habituer l'enfant (1); je préfère un remède de nourrice, que j'ai presque toujours vu couronné de succès, l'introduction dans l'anus d'une queue de feuille de poirée trempée dans l'huile, ou un petit suppositoire de savon.

La constipation, ainsi que la diarrhée, peut dépendre d'une altération particulière du lait inappréciable; le changement de lait est encore là un moyen d'épreuve qu'il faut employer, pour le continuer s'il est couronné de succès.

Du sucre, des bonbons et des gâteaux.

L'usage modéré du sucre dans les aliments ne peut avoir aucun inconvénient pour l'enfant; quant aux bonbons en sucre, quelle que soit leur nature, ils doivent être proscrits; la plupart contiennent des liqueurs excitantes dont l'usage ne pourrait qu'altérer les fonctions digestives. Les dragées proprement dites n'auraient pas en général le même inconvénient; mais elles en auraient un bien plus redoutable; leur forme, leur consistance, les rend difficiles à fondre, et pendant leur séjour dans la bouche de l'enfant, elles peuvent être aspirées

(1) Cependant, chez les enfants sujets aux coliques, ou qui poussent des cris sans qu'on puisse connaître la cause de leur chagrin, j'ai presque toujours remarqué que le lavement était un calmant par excellence : aussitôt qu'il est administré, l'enfant s'apaise et s'endort.

par les voies aériennes et déterminer les accidents les plus graves.

Le seul bonbon qui doive être, à mon avis, accordé à l'enfant, est la petite pastille de chocolat pur. Elle fond immédiatement, et n'a que des propriétés salutaires.

Pour les gâteaux, quand l'enfant est plus âgé, la plupart se digèrent mal : les échaudés, les biscuits, les pâtes sèches, sont presque les seuls qu'on doive excepter.

Des vêtements.

Les vêtements des enfants, tels que l'usage les a consacrés de nos jours, réunissent tous les avantages. Leur nature varie suivant les saisons, et leurs formes laissent à l'enfant cette liberté de mouvements qui lui est si nécessaire.

Je n'aurai donc à fixer l'attention du médecin que sur quelques précautions particulières; jamais la tête de l'enfant ne devra être exposée au soleil sans qu'elle soit couverte d'un chapeau. Le col et le haut des bras doivent être tenus chaudement en cas de froid surtout. Le matin et le soir, il sera donc indispensable de ne jamais sortir à la promenade sans être muni de cravates, de manches, afin d'en faire usage si le temps venait à changer, ou si l'on se trouvait attardé; quant aux jambes et aux avant-bras, ils peuvent être dégarnis dans la belle saison ; mais, dans la mauvaise, et dans nos climats où la température est si variable, les bras surtout doivent être recouverts.

L'usage de la flanelle sur la peau, à moins d'une nécessité absolue, doit être proscrit pour les enfants ; elle entretient la peau dans une moiteur continuelle, qui fatigue et épuise souvent l'enfant.

Mais, s'il devient nécessaire de garantir l'enfant contre les changements trop brusques de température, s'il s'enrhume facilement, ce moyen pourra être mis en usage avec avantage.

Toutefois, il sera nécessaire de changer cette étoffe chaque jour, et de la faire laver convenablement; car elle s'imprègne seulement des émanations corporelles, qu'elle conserve autour du corps de l'enfant, et on comprend combien cette circonstance pourrait lui être nuisible.

Du soin de la tête.

Les nourrices, et par suite les mères, regardent comme très-dangereux pour la santé de l'enfant de dégarnir sa tête de la crasse qui s'y développe, et cependant les mères ne se résignent qu'à regret à la respecter. Leur amour-propre souffre de voir leur enfant perdre un de ses avantages; mais qu'elles se rassurent, elles peuvent en sûreté de conscience entretenir la tête de leur enfant parfaitement propre, sans craindre pour sa santé. Chaque matin, on aura donc le soin de lui laver la tête avec de l'eau tiède, et après qu'elle sera bien essuyée, on la brossera légèrement avec la petite brosse de chiendent que tout le monde connaît; par ce moyen, on ne s'opposera pas au développement de cette crasse, mais on la détruira, à mesure qu'elle se manifestera.

Si cette précaution n'avait pas été prise, ou si, malgré tous les soins, la tête et le front s'étaient couverts d'une couche plus ou moins épaisse de cette crasse, il faudrait la détruire petit à petit; car souvent, sous ces couches épaisses, le cuir chevelu s'ulcère, et il s'établit une suppuration qui met l'enfant mal à l'aise, et que cependant l'on doit respecter, surtout si elle s'est établie depuis longtemps, jusqu'à ce qu'on lui ait ouvert une autre voie vers le derrière des oreilles, pour faire tomber les croûtes. En outre des moyens que je viens de conseiller, on userait d'un autre qui m'a toujours réussi : il consiste à humecter la tête de l'enfant avec de l'huile ou de la pommade de concombre plusieurs heures avant de la brosser.

Du sevrage.

Pendant toute la première année, l'enfant ne doit pas cesser de téter, quand bien même les aliments qui lui sont donnés, conjointement avec le lait de femme, seraient bien digérés, et pourraient suffire seuls à son alimentation.

Car ce qui peut faire reculer devant un sevrage précoce, c'est bien moins la difficulté d'alimenter l'enfant artificiellement, que les dangers que lui fait courir ce sevrage, s'il vient à être malade.

En effet, chacun sait que les affections des jeunes enfants ont bien moins de gravité, quand ils ne sont pas sevrés, que lorsqu'ils sont privés du sein.

Le lait de la mère sert à l'enfant de tisane et de nourriture. Quand il est tourmenté par le travail de la dentition, qu'il refuse toute boisson, toute alimentation étrangère, il se laisse calmer avec le sein, et y puise des éléments réparateurs; tandis qu'il n'est pas rare de voir des enfants sevrés, dans les mêmes conditions, périr victimes des progrès de la maladie et d'inanition.

Il faut donc, avant de le séparer de sa nourrice, que l'enfant ait dépassé l'époque de la première dentition, qui est, en général, la plus orageuse ; et cela n'a lieu en général qu'après l'apparition des incisives d'en haut et d'en bas, vers 10 à 12 mois environ, et souvent plus tard ; et dans ce dernier cas, le sevrage doit être différé : bien entendu que l'enfant aura dû être habitué petit à petit, et de bonne heure, à prendre une nourriture étrangère avant qu'on entreprenne de le sevrer. En procédant ainsi, on ne met pas toujours l'enfant à l'abri des accidents de la dentition ; mais il est certain qu'on atténue, qu'on neutralise souvent les fâcheux effets de ce travail.

Sevrage.

La saison pendant laquelle on sévrera l'enfant n'est pas tout à fait indifférente : le printemps et l'automne doivent être préférés. Cependant, si l'enfant se porte bien, on peut le sevrer en hiver, en prenant toutes les précautions propres à le garantir des rigueurs de la saison. Toutefois l'été devra être préféré à l'hiver.

Quelques enfants se sèvrent pour ainsi dire d'eux-mêmes, et quelquefois de très-bonne heure, sans que leur santé en soit altérée ; et cela se conçoit, ce sevrage prématuré n'ayant lieu spontanément que chez les enfants forts, et chez lesquels la dentition s'est aussi avancée prématurément.

D'autres continueraient à téter volontiers après le douzième mois, mais ils se laissent priver du sein sans trop de regrets, quelquefois même sans s'en apercevoir.

Il suffit alors, pour sevrer l'enfant, de le distraire, loin de sa nourrice ou de sa mère, pendant les intervalles de l'allaitement, qu'on aura soin de rendre de plus en plus longs; la nuit d'abord, puis le jour jusqu'à ce qu'au bout de cinq ou six jours on soit parvenu à supprimer tout à fait le sein.

Le sevrage n'exige pas, chez la plupart des enfants, d'autres préparations; il suffira de leur faire boire de l'eau sucrée, du lait coupé, indépendamment des autres aliments, quand ils manifesteront le désir de téter.

Enfin d'autres enfants ne se laissent priver du sein qu'avec de grandes difficultés, ils refusent obstinément toute nourriture, toute boisson étrangère, et réclament, par des cris violents et continuels, le sein dont on les a éloignés. Faut-il, dans ce cas, persévérer, et opposer à l'entêtement de l'enfant une fermeté impassible? Non, sans doute, ce ne serait pas sans danger pour l'enfant; il faut procéder, dans ce cas, avec plus de lenteur, et que ce soit la mère ou la nourrice elle-même qui procède au sevrage petit à petit, en ayant soin de dégoûter l'enfant. Pour cela, elle applique sur le mamelon des substances d'une saveur désagréable : la coloquinte, l'aloës, m'ont paru réussir le plus ordinairement.

On peut encore avec avantage noircir le sein en totalité avec une composition innocente, et facile à enlever, telle qu'une solution de jus de réglisse, etc.

Du régime de l'enfant après le sevrage.

Le régime de l'enfant une fois sevré, ne diffère en rien dans les premiers jours de celui que j'ai tracé pour l'enfant avant le sevrage; mais, petit à petit, on le rapprochera du régime habituel de la famille, en évitant, bien entendu, tous les aliments de haut goût, excitants et d'une digestion difficile.

Je répéterai à ce sujet ce que j'ai dit des gâteaux, presque tous difficiles à digérer, si l'on excepte les biscuits, les échaudés et les pâtes sèches, des bonbons en sucre qu'il faut proscrire et remplacer par les pastilles de chocolat, etc.

J'ajouterai que l'on doit ménager toutes ces friandises, qu'elles ne peuvent tenir lieu d'aliments plus substantiels dont les repas réguliers et principaux doivent être composés, e qu'elles ne doivent être accordées qu'aux collations, que l'enfant fait dans les intervalles des repas.

Il est inutile d'insister sur ces précautions ; chacun sait combien un bon régime alimentaire est indispensable au jeune enfant ; combien il fortifie sa constitution, prévient certaines maladies, et le dispose de bonne heure à supporter plus facilement celles auxquelles il est exposé.

FIN.

Traité pratique de l'art des accouchements, par Chailly (Honoré), docteur en médecine et ex-chef de clinique d'accouchements de la Faculté de Paris, professeur d'accouchements, membre de la Société médicale du département de la Seine et de celle d'émulation. 1 fort vol. in-8° avec 216 figures gravées sur bois et intercalées dans le texte. Prix : 9 fr. ; chez J.-B. Baillière, rue de l'École-de-Médecine, 17.

Des moyens de prévenir et d'arrêter la fausse couche et l'accouchement prématuré, par le même auteur ; chez le même libraire.

De certains procédés généralement conseillés en obstétrique, qui sont ou inutiles, ou inapplicables, ou dangereux, et de ceux qu'on peut leur substituer avec avantage, par le même auteur ; chez le même libraire.

De l'application des forceps dans les positions mento-postérieures de la présentation de la face, par le même auteur ; chez le même libraire.

www.ingramcontent.com/pod-product-compliance
Lightning Source LLC
LaVergne TN
LVHW021524140926
848035LV00047B/1188
* 9 7 8 2 0 1 9 6 5 2 7 4 6 *